EXTRACTION

DE LA

CATARACTE

PAR LE

PROCÉDÉ QUASI-LINÉAIRE OU A SECTION MÉSOCYCLIQUE

SIMPLE OU COMPOSÉ

ÉTUDE DESCRIPTIVE, TAXONOMIQUE ET CRITIQUE

PAR

Le Dr Ferdinand MONOYER

Professeur à la Faculté de médecine de Lyon
Ancien Professeur agrégé et ancien Directeur des Cliniques ophthalmologiques
des Facultés de médecine de Strasbourg et de Nancy
Ancien membre du Conseil d'hygiène publique du Bas-Rhin
Ancien Médecin titulaire de l'hôpital civil de Strasbourg
Ancien Secrétaire général des Sociétés des sciences de Nancy et de Strasbourg, etc., etc.

AVEC 6 FIGURES DANS LE TEXTE ET 6 PLANCHES

NANCY

IMPRIMERIE BERGER-LEVRAULT ET Cie

11, rue Jean-Lamour, 11

1878

EXTRACTION

DE LA CATARACTE

PAR LE

PROCÉDÉ QUASI-LINÉAIRE OU A SECTION MÉSOCYCLIQUE

SIMPLE OU COMPOSÉ

PRINCIPAUX TRAVAUX D'OPHTHALMOLOGIE DU Dr MONOYER

I. — OPTIQUE OPHTHALMOLOGIQUE.

Un ophthalmoscope portatif. (*Annales d'oculistique*, 1864, t. LII, p. 210.)

*Idée d'une nouvelle théorie entièrement physique des images consécutives. (*Bull. de la Société des sciences naturelles de Strasbourg*, 1868, p. 58.)

*Des Anomalies de la réfraction de l'œil. Notions théoriques et observations cliniques. (*Gaz. méd. de Strasbourg*, 1868, p. 97.)

*Description et usage de l'iconarithme, nouvel instrument destiné à faciliter l'étude des images fournies par les lentilles. Strasbourg, 1870 et 1872.

*Sur l'introduction du système métrique dans le numérotage des verres de lunettes et sur le choix d'une unité de réfraction. (*Ann. d'ocul.*, LXVIII, p. 105, oct. 1872.) — [Première mention de la DIOPTRIE.]

*Sur un nouvel ophthalmoscope à trois observateurs. (*Société des sciences et Société de médecine de Nancy*, 1873 ; — *Réunion des Sociétés savantes* à Paris, 1874 ; — *Comptes rendus de l'Académie des sciences*, Paris, 12 avril 1875.)

Lunettes de couleur à volets mobiles. (*Société des sciences et Société de médecine de Nancy*, 1874 ; — *Revue médicale de l'Est*, I, 346, 392 et 464.)

*Nouvelle échelle optométrique décimale du Dr MONOYER. (*Société de médecine de Nancy*, 29 juillet 1874 ; — *Revue médicale de l'Est*, II, 383.)

*Nouvelle formule destinée à calculer la force réfringente ou le numéro des lunettes dans la presbytie. (*Soc. des sciences et Soc. de médecine de Nancy*, 18 janvier et 10 février 1875 ; — *Revue méd. de l'Est*, III, 213 et 354 ; — *Compt. rend. de l'Acad. des sciences*, Paris, 5 avril 1875.)

Exposé de trois nouveaux moyens optiques pour découvrir la simulation de l'amaurose et de l'amblyopie unilatérales. (*Société des sciences de Nancy*, 3 mai 1875, et *Gazette hebdomadaire de médecine et de chirurgie*, 1875.)

Extension à toutes les anomalies de la réfraction et de l'accommodation de la nouvelle formule relative aux lunettes de presbyte. Nouvelle classification des anomalies de l'accommodation. (*Soc. des sciences de Nancy*, 13 décembre, 1875 ; — *Rev. méd. de l'Est*, V, 192.)

Relation mathématique entre le pouvoir accommodatif et l'étendue de l'accommodation. (*Société des sciences de Nancy*, 20 mars, 1876, in *Bullet.* de ladite Société, sér. II, t. II, fasc. 3, p. 9.)

Théorie générale et complète de la réfraction dans les systèmes d'un nombre quelconque de dioptres, démontrée au moyen des mathématiques élémentaires. (*Société des sciences de Nancy*, 16 avril 1877 ; — *Revue médicale de l'Est*, VIII, 92.)

II. — PATHOLOGIE ET CLINIQUE OPHTHALMOLOGIQUES.

*Discours d'inauguration du Cours d'ophthalmologie, à la Faculté de médecine de Nancy, le 19 février 1873. (*Revue médicale de l'Est*, 1874, I, 285.)

Une extraction de cataracte dans un cas de luxation spontanée et d'opacification du cristallin, etc. (*Gaz. méd. de Strasbourg*, 1867, p. 171.)

*Cinq observations de rétinite pigmentaire. (In MOUCHOT, *Essai sur la rétinite pigmentaire, etc.* Dissert. inaug. Strasbourg, 1868.)

*De l'Emploi du couteau linéaire droit ou courbe sur le plat dans l'iridectomie et la paracentèse oculaires. (In LE GAD, *Quelques considérations sur la nature et le traitement du glaucôme.* Thèse Strasb., 1869.)

*Une observation de rupture isolée de la choroïde (In CAILLET, *Des Ruptures isolées de la choroïde.* Dissert. inaug. Strasbourg, 1869.)

Article Cristallin, in *Nouveau Dictionnaire de méd. et de chir. pratiques*, 1869, t. X, p. 259.

Guérison d'une tumeur érectile par la galvano-caustique chimique. (Société de médecine de Strasbourg, 3 août 1871, in *Gazette médicale de Strasbourg*, 1871, XXXIe année, p. 123.)

Barbe d'épi de blé logée dans le point lacrymal supérieur. (*Ibid.*)

*Nouvelle pince à double fixation destinée à immobiliser le globe oculaire pendant les opérations que l'on pratique sur cet organe. (*Gaz. méd. de Strasbourg*, 1872, et *Ann. d'oculistique*, 1872, LXVII, 64.)

*De la Cure radicale de certaines formes de tumeurs lacrymales au moyen de l'incision partielle du sac, du cathétérisme méthodique et des injections au sulfate de soude. (*Société de chirurgie*, séance du 28 février 1872 ; *in extenso* dans *Arch. génér. de médecine*, 1873, 6e sér., t. XXI, p. 20.)

*Épithélioma perlé ou margaritoïde de l'iris, avec planche chromo-lithographiée. (*Gazette médicale de Strasbourg*, 1er juin 1872, et *Ann. d'oculist.*, LXVII, 249.)

Corps étrangers de la conjonctive, — de la cornée. — Blépharospasme passif. — Épithélioma de la conjonctive bulbaire ; énucléation du globe. (*Gaz. méd. de Strasbourg*, 1872, n° 7, p. 97.)

Sur 3 malades opérés de la cataracte avec succès et par trois variétés du procédé quasilinéaire. (*Société de médecine de Nancy*, 14 janvier 1874 ; — *Revue médicale de l'Est*, I, 205.)

Tatouage de la cornée par la sépia dans un cas de leucome adhérent. (*Société de médecine de Nancy*, 22 avril 1874 ; — *Revue médicale de l'Est*, II, 64.)

Luxation incomplète et spontanée de cristallins transparents ; extraction et guérison, — Zona ophthalmique. (*Soc. de méd. de Nancy*, 10 février 1875 ; — *Rev. médic. de l'Est*, III, 414.)

Tumeur de l'orbite [kyste lacrymal?]. (*Soc. de méd. de Nancy*, 20 juill. 1876 ; — *Rev. méd. de l'Est*, VI, 104.)

*Description du procédé quasi-linéaire, simple ou composé, pour l'extraction de la cataracte. (Inséré dans la thèse du Dr A. STOEBER, août 1876.)

Ectropion spontané et irréductible avec gonflement non inflammatoire de la paupière supérieure, d'origine inconnue. (*Soc. de médec. de Nancy*, 13 juin 1877 ; — *Rev. méd. de l'Est*, VIII, 114.)

Deux nouvelles observations d'angiomes traités et guéris par la galvano-caustique chimique positive. Mécanisme de la guérison. (*Ibid.* et p. 143.)

Influence défavorable de l'albuminurie sur les suites de l'extraction de la cataracte. (Société de médecine de Nancy, 25 juillet 1877 ; — *Revue médicale de l'Est*, VIII, 308.)

Remarques sur le traitement et l'origine des épithéliomas perlés de l'iris, à l'occasion de mon 2e cas. (*Société de médecine de Nancy*, 23 janvier 1878 ; — *Revue médicale de l'Est*, IX, 219.)

N.-B. — Les articles précédés d'un (*) ont été tirés à part et sont en vente.

EXTRACTION

DE LA

CATARACTE

PAR LE

PROCÉDÉ QUASI-LINÉAIRE OU A SECTION MÉSOCYCLIQUE

SIMPLE OU COMPOSÉ

ÉTUDE DESCRIPTIVE, TAXONOMIQUE ET CRITIQUE

PAR

Le Dr Ferdinand MONOYER

Professeur à la Faculté de médecine de Lyon

*Ancien Professeur agrégé et ancien Directeur des Cliniques ophthalmologiques
des Facultés de médecine de Strasbourg et de Nancy
Ancien membre du Conseil d'hygiène publique du Bas-Rhin
Ancien Médecin titulaire de l'hôpital civil de Strasbourg
Ancien Secrétaire général des Sociétés des sciences de Nancy et de Strasbourg, etc., etc.*

AVEC 6 FIGURES DANS LE TEXTE ET 6 PLANCHES

NANCY

IMPRIMERIE BERGER-LEVRAULT ET Cie

11, rue Jean-Lamour, 11

1878

REMARQUE ADDITIONNELLE.

Antérieurement à la *Description détaillée du procédé quasi-linéaire* qui a été publiée pour la première fois dans la thèse du Dr A. Stoeber (1876 ; 2e tirage 1877), et que nous avons reproduite dans le présent mémoire, nous avions, à diverses reprises, relaté plus ou moins sommairement un certain nombre d'observations d'extractions de cataracte par ce procédé et nous avions présenté les opérés guéris à la Société de médecine de la ville que nous habitions. Dans le cours de notre travail, nous avons donné la source bibliographique de la première observation publiée (opérée de Strasbourg, 1867) ; mais nous avons omis les indications ultérieures ; nous réparons ici cet oubli en ajoutant les citations suivantes :

— Sur 3 malades opérés de la cataracte avec succès et par trois variétés du procédé quasi-linéaire. (*Société de médecine de Nancy,* 14 janvier 1874 ; — *Revue médicale de l'Est,* I, 205.)

— Un opéré de cataracte par le procédé quasi-linéaire simple, complétement guéri au bout de 6 jours. (*Société de médecine de Nancy,* 12 janvier 1876 ; — *Revue médicale de l'Est,* V, 363.)

— Double cataracte opérée par le procédé quasi-linéaire simple : succès parfait. (*Société de médecine de Nancy,* 20 juillet 1876 ; — *Revue médicale de l'Est,* VI, 104.)

EXTRACTION

DE

LA CATARACTE

PAR LE

PROCÉDÉ QUASI-LINÉAIRE OU A SECTION MÉSOCYCLIQUE

SIMPLE OU COMPOSÉ

*Ubi scalpellus admovetur, id agendum es',
ut et quam minimæ et quam paucissimæ plagæ
sint ; cum eo tamen, ut necessitati succurramus
in modo et numero.*
(CELSE, *De re medicâ*, liv. I, chap. 2.)

*Quæcunque recte fieri possunt et æquales
incisiones chirurgicæ, istæ non fiant curves et
inæquales,...... Priori modo inflicta vulnera
citiùs et faciliùs, posteriori vero modo incisa
tardiùs difficiliùsque coeunt atque curan-
tur........*
(SIGWART, *Novum problema chirurgicum de
Extractione cataractæ ultrà perficienda*,
p. 60, § 98 ; Tubingæ, 1752.)

INTRODUCTION

Le procédé qui va être décrit compte déjà plus de dix années
d'existence ; il a été exécuté pour la première fois à la Clinique
ophthalmologique de Strasbourg, le 14 août 1866, sur l'œil
droit d'un homme âgé de 71 ans, le nommé Georges MARTIN,
d'Engwiller (Bas-Rhin), et avec le succès le plus complet.
L'année suivante, le nouveau procédé était exposé très-som-
mairement à l'occasion d'un cas fort remarquable de cataracte
compliquée de luxation du cristallin, de ramollissement du
corps vitré, etc. (1) ; le mode opératoire employé dans cette

(1) Voir F. MONOYER, *Une Extraction de cataracte dans un cas de luxation
spontanée et d'opacification du cristallin, avec complications, etc.* (*Gaz. médicale de Strasbourg*, 1867, n° 14, p. 171.) — Tiré à part.

                                                                          1

circonstance était le seul qui permît d'extraire la cataracte sans le moindre accident et d'obtenir une guérison aussi prompte que parfaite. Hormis les courtes indications consignées dans le travail que nous venons de citer, et quelques lignes d'un autre écrit (1), dans lesquelles j'ai rappelé les avantages de mon extraction *quasi-linéaire*, la description détaillée et complète du nouveau procédé n'a reçu aucune publicité; c'est ce qui explique le silence gardé à l'égard de cette opération par tous les auteurs, même les plus récents, qui se sont occupés de l'extraction de la cataracte (2). Ce silence d'une part, de l'autre l'excellence d'un procédé qui, sur environ 200 cas et plus dans lesquels il a été employé, ne compte pas un seul revers imputable au mode opératoire; qui a donné parfois des résultats étonnants par la rapidité et la perfection de la guérison, témoin le cas de cet opéré, âgé de 50 ans (Nancy : Sér. IV, n° 362), guéri en 6 jours avec intégrité de la pupille et netteté absolue des milieux réfringents conservés; qui fournit une proportion de bons succès en état de soutenir la comparaison avec les statistiques véridiques les plus favorables; qui est combiné de manière à s'adapter à tous les cas justiciables de l'extraction; enfin qui offre plus de sécurité que les autres, étant d'une exécution plus facile et diminuant le nombre et la fréquence des accidents; ce sont là autant de raisons qui doivent engager un opérateur

(1) Cf. F. Monoyer, *Epithélioma perlé ou margaritoïde de l'Iris*, p. 18; in-8° avec planche chromo-lithographiée; Paris, 1872. (Extrait de la *Gazette médicale de Strasbourg*, année 1872, n° 1, p. 7.)

(2) Telle était du moins la situation au moment où nous rédigions la description de notre procédé pour l'insérer dans la thèse du Dr A. Stœber, intitulée : *Description du procédé quasi-linéaire simple ou composé, précédée d'une revue historique et iconographique des divers modes et instruments, etc.*; Nancy, 1876.

Nous avons reproduit cette description dans la *Revue médicale de l'Est* (15 juillet-1er décembre 1877), mais avec des notes et de volumineuses additions, dont le lecteur appréciera l'importance, et qui ont plus que doublé l'étendue du travail primitif : le dernier paragraphe de la 1re partie (*Pansement de l'opéré*), ainsi que la 2e et la 3e partie tout entières (*Appréciation comparative du procédé quasi-linéaire et de ses congénères. — Conclusions*), ont été ajoutés. — Une révision scrupuleuse du tirage à part a fait disparaître un certain nombre d'inexactitudes qui avaient échappé aux corrections précédentes, et a permis de réparer quelques omissions; le présent opuscule doit donc être seul considéré comme renfermant l'exposé exact et complet de notre travail.

à divulguer la cause à laquelle il attribue ses succès, afin d'étendre à un plus grand nombre de malades le bénéfice d'un mode opératoire meilleur.

Le procédé quasi-linéaire s'exécute actuellement suivant les mêmes règles qu'à l'époque où il a été conçu et soumis aux premiers essais : la section de la cornée, notamment, a conservé sa position, sa forme et ses dimensions primitives. Au nombre des modifications de détail qui ont amené petit à petit le procédé au degré de perfection qu'il a atteint, nous n'avons à citer que l'invention d'une pince à double fixation destinée à mieux assurer l'immobilité du globe oculaire et l'emploi éventuel de l'ésérine au moment même de l'opération ; ce dernier perfectionnement, tout récent, imité de la pratique de M. DE WECKER, permet de diminuer la fréquence de l'iridectomie.

PREMIÈRE PARTIE

Description du procédé quasi-linéaire.

§ Ier.

DÉFINITION.

Le procédé *quasi-linéaire* est ainsi nommé, parce que, tout en ne donnant pas une section rigoureusement linéaire, il offre néanmoins, à un degré suffisant, l'avantage mécanique capital qu'on recherche dans la forme linéaire de la section, à savoir une disposition des parties telle que les lèvres de la plaie tendent naturellement à se mettre en contact l'une avec l'autre et qu'elles opposent une certaine résistance aux forces qui les sollicitent à se séparer.

On sait, depuis le mémoire de M. Ad. WEBER (1) sur les conditions mécaniques de l'entre-bâillement des plaies du globe oculaire et sur le mécanisme normal de l'expulsion du cristallin, que, contrairement à l'opinion d'Alb. DE GRÆFE, une section mathématiquement linéaire qui est plane et par suite *normale* à la surface incisée, s'entr'ouvre par le plus faible accroissement de pression intérieure; pour que la tension intra-oculaire tende à rapprocher les lèvres de la plaie et à rendre la coaptation plus parfaite, il faut que la section de la coque sphérique soit *oblique*, et par conséquent, ou qu'elle soit courbe, si on tient à ce que l'incision extérieure suive le contour d'un grand cercle de la sphère, ou qu'elle s'écarte plus ou moins de la position linéaire, si on la veut plane. — Notre section quasi-linéaire réalise précisément cette dernière condition et ajoute ainsi aux avantages que procure l'incision pratiquée dans un cercle de grand rayon, ceux qui résultent de l'obliquité des parois incisées.

Nous posons ici la question de savoir s'il ne serait pas préférable d'avoir recours, pour indiquer qu'une incision est pratiquée suivant le contour d'un grand cercle de sphère, à

(1) WEBER (Ad.), *Die normale Linsenentbindung, der « Modificirten Linear-extraction » gewidmet.* [*Archiv f. Ophthalmologie*, 1867, t. XIII (I), p. 187.]

un autre qualificatif que celui de *linéaire,* dont l'emploi dans ce sens ne satisfait ni aux règles de la logique, ni aux exigences de la clarté du langage. En 1867, me conformant à l'usage, sans prendre garde à l'impropriété des termes, je fus conduit, par voie d'analogie, à baptiser du nom d'extraction *quasi-linéaire* le procédé que j'avais institué l'année précédente pour opérer la cataracte ; c'est la principale raison pour laquelle j'ai conservé cette dénomination dans le présent travail, hésitant, d'autre part, à rompre le premier avec des expressions généralement reçues et à créer de nouveaux mots, ou à imposer de nouvelles acceptions à des mots existants. Mais nous serions tout disposé à adopter d'autres manières de s'exprimer, telles que les suivantes : section *perpendiculaire* ou *mégalocyclique* (grand cercle), pour l'incision dont le plan est normal en chaque point à la surface divisée et qui, en conséquence, suit, à la surface d'une sphère, le contour d'un arc de grand cercle (procédé de KUECHLER) ; — section *oblique,* pour désigner toute section non perpendiculaire. Ce dernier genre se diviserait, à son tour, en deux espèces, la section *parallèle* ou *microcyclique* (petit cercle), dont le plan est parallèle à celui de l'iris (lambeau de DAVIEL), et la section *aparallèle* ou *mésocyclique* (cercle moyen), dont le plan fait avec celui de l'iris un angle plus ou moins grand, mais différent de l'inclinaison du grand cercle qui passe par le sommet du lambeau (incision linéaire de GRÆFE, quasi-linéaire de MONOYER, etc.).

Notre procédé à section mésocyclique est caractérisé par :

1° La position, la direction, la forme et les dimensions de la section pratiquée dans la coque oculaire, pour ouvrir la chambre antérieure ;

2° Les instruments qui sont employés dans certains temps de l'opération, notamment pour l'ouverture de la chambre antérieure et, dans quelques cas exceptionnels, pour l'évacuation du cristallin ;

3° Quelques particularités dans le manuel opératoire des différents temps qui suivent l'incision de la coque oculaire.

§ II.

INSTRUMENTS.

Nous les diviserons en :
A. Instruments indispensables et d'un usage constant;
B. Instruments nécessaires seulement dans certains cas;
C. Instruments utiles, mais non indispensables.

A. *Instruments indispensables.*

Ils sont au nombre de 5, savoir :

1° Une *pince à double fixation* (MONOYER) destinée à immobiliser le globe oculaire pendant l'ouverture de la chambre antérieure.

La description et la théorie de cette pince ont été publiées, en 1872, dans la *Gazette médicale de Strasbourg* (1); il suffira d'en donner ici une description abrégée et d'indiquer la manière de s'en servir.

La mobilité du globe oculaire, si précieuse pour l'accomplissement régulier de la fonction visuelle, devient un inconvénient sérieux quand il s'agit de pratiquer une opération sur cet organe. En effet, toutes les fois qu'on cherche à faire pénétrer un instrument piquant ou tranchant dans l'intérieur de l'œil, soit à travers la cornée, soit à travers la sclérotique, on développe une force dont une des composantes, au moins, tend à faire tourner la sphère oculaire autour de son centre de rotation, de sorte que le point attaqué fuit devant l'instrument. Il n'y a qu'une seule exception à cette règle : c'est lorsque la direction suivant laquelle s'exerce la pression passe exactement par le centre même des mouvements; tel n'est pas le cas habituel.

En vertu des lois de la statique, un corps quelconque ne peut être rendu parfaitement immobile que s'il possède trois

____

(1) F. MONOYER, *Nouvelle Pince dite à double fixation, destinée à immobiliser le globe oculaire pendant les opérations que l'on pratique sur cet organe* (*Gaz. médicale de Strasbourg*, 31e année, n° 24, 1er mai 1872.)

points fixes non situés en ligne droite. Le centre de rotation de l'œil représente un premier point fixe ; en ajouter un deuxième ne suffit pas pour immobiliser cet organe.

La pince à griffes de Schuft-Waldau, généralement employée dans ces derniers temps pour fixer le globe oculaire, n'immobilise donc pas complétement l'organe ; il n'est pas d'opérateur qui n'ait été à même de constater le fait ; l'instrument en question ne peut pas procurer une fixité absolue, puisqu'il ne porte qu'à deux le nombre total des points fixes. Il faut de toute nécessité rendre fixe un second point de la surface oculaire, si l'on veut obtenir une immobilité parfaite de l'œil.

Ce principe de la double fixation a servi de base à la construction de notre pince (1).

Celle-ci est représentée en grandeur naturelle dans la figure 1. On voit que l'extrémité de chaque branche se bifurque en forme de fourche à deux fourchons très-courts ; chacun des fourchons est terminé par une griffe à trois dents dirigée vers la griffe correspondante de la branche opposée. La distance comprise entre les dents les plus rapprochées de deux fourchons d'une même fourche, est de 13 millim. Il importe de remarquer, en outre, que les dents d'une même fourche, ne sont pas alignées suivant une droite perpendiculaire à l'axe de la branche correspondante ; elles sont disposées de manière à suivre la courbure d'une circonférence ayant un rayon égal à 13 millim. (*fig.* 2). Un crochet à ressort permet de fermer et d'ouvrir à volonté la pince.

Pour se servir de l'instrument décrit ci-dessus, il faut le saisir de la main gauche entre le pouce d'un côté, l'indicateur et le médius de l'autre côté, le pouce étant posé sur la branche antérieure, celle qui porte le crochet à ressort, et les deux autres doigts appliqués en face sur la branche postérieure,

---

(1) MM. Ed. Jæger (1854), Streatfeild (1863), de Lucé (1868), Zehender (1863), sont les seuls qui aient aussi appliqué de diverses manières le principe de la double fixation à l'immobilisation du globe oculaire ; mais leurs instruments, défectueux ou incommodes, ne sont jamais entrés dans la pratique ; ils ont même, à l'exception de celui de M. Ed. Jæger, passé à peu près inaperçus. M. Zehender n'a parlé pour la première fois du sien qu'à l'occasion du nôtre.

au-dessus de la fenêtre qui livre passage à la tête du ressort, quand l'instrument est fermé. L'axe de la pince doit être perpendiculaire à la direction moyenne des doigts préhenseurs. Rapprochant alors les branches jusqu'au contact des griffes, et tenant la pince dans une position normale au plan de l'iris de l'œil sur lequel on opère, on applique l'instrument sur le bulbe, de telle sorte que la cornée soit comprise suivant un de ses diamètres entre les deux paires de fourchons.

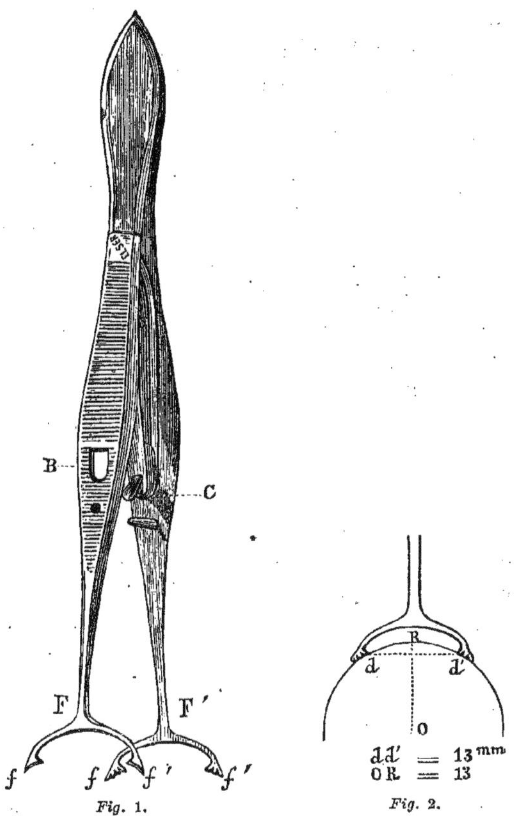

Fig. 1.

Fig. 2.

Cela fait, on laisse les branches s'écarter l'une de l'autre, jusqu'à ce que leur intervalle au niveau des griffes soit d'environ 2 millim.; puis, exerçant une légère pression de manière à faire saillir la conjonctive entre les griffes, on referme complétement la pince, et on a ainsi deux points fixes situés aux extrémités d'un diamètre de la cornée. L'instrument étant fermé avec le crochet, on peut sans inconvénient l'incliner dans deux sens opposés, mais en ne lui faisant décrire que des mouvements de rotation autour de la droite fictive qui joint les points de fixation, sinon on tiraillerait la conjonctive et l'on courrait même le risque de la déchirer. Les points fixés doivent être autant que possible à égale distance du bord correspondant de la cornée.

Dans le cas où l'œil du malade serait tourné de manière à cacher à l'opérateur les deux points qui doivent être saisis par l'instrument, ou un seul d'entre eux, on ramènerait le globe oculaire dans une position convenable, à l'aide d'une pince ordinaire, avant d'appliquer la pince à double fixation. Quant à la position des points à fixer, elle dépend de la région du bulbe sur laquelle on veut opérer. S'agit-il, par exemple, de pratiquer une incision à la partie inférieure de la cornée, on fixera les extrémités du diamètre transversal de cette membrane. A-t-on à opérer sur les parties latérales, on placera les deux points fixes sur le diamètre vertical. En un mot, la droite qui joint les deux points de fixation doit être perpendiculaire au diamètre de la cornée qui répond au milieu de la plaie pratiquée sur le bulbe (1).

Il y aurait avantage, dans certains cas, notamment dans les opérations sur de jeunes enfants, à diminuer un peu la longueur de 13 millim. donnée à l'intervalle compris entre les dents les plus rapprochées des deux fourchons d'une même fourche, et à la réduire, par exemple, à 10 ou 11 millim.;

(1) La pince à double fixation ne présente pas le seul avantage de procurer une fixité plus parfaite du globe oculaire ; elle permet, en outre, de faire tourner l'œil autour de son axe antéro-postérieur d'une quantité suffisante pour que l'opérateur puisse pratiquer une incision en un point quelconque de la circonférence de la cornée, en se servant de couteaux à lame plane, et notamment du couteau linéaire plan. Aussi, depuis que je suis en possession de cette pince, ai-je abandonné l'emploi des couteaux linéaires courbes sur le plat, que j'avais fait fabriquer antérieurement pour exécuter l'iridectomie dans les régions latérales de la chambre antérieure. [Cf. MONOYER, *Sur l'Introduction du couteau linéaire dans la pratique de l'iridectomie* (*Gazette médic. de Strasbourg*, 1871, n° 6).]

car il importe que la pince puisse saisir la conjonctive bulbaire
en des points qui ne soient ni trop rapprochés, ni trop éloi-
gnés du limbe de la cornée. On devra donc avoir à sa disposition deux modèles de pince qui ne diffèrent que par l'écartement des fourchons. M. ZITTAU a fait construire, en 1875,
ma pince à double fixation avec un écartement de 8 millim.
seulement, pour opérer sur une faible étendue du bord de
la cornée, et il a cru devoir présenter cette *importante* modification comme constituant un *perfectionnement de la pince à
double fixation de* MONOYER (*Eine Verbesserung an* MONOYER'S
Pincette mit doppelter Fixation.)

2° Un couteau à lame triangulaire et à tranchant convexe.

L'emploi du couteau linéaire de GRÆFE, dans l'extraction
de la cataracte, offre un certain nombre d'inconvénients qui
m'ont décidé à le rejeter ; ces inconvénients sont dus presque uniquement à l'étroitesse de la lame, qui est telle (2 millim. de large) que, pour effectuer et achever l'incision des
parois de la chambre antérieure, on est obligé d'imprimer
au couteau un mouvement de va-et-vient et de répéter ce
mouvement un nombre de fois d'autant plus grand que la
flèche ou hauteur de la section est plus considérable. Non-
seulement ces manœuvres augmentent la durée de l'opération, mais encore elles sont une source de dangers, en per-
mettant à l'humeur aqueuse de s'échapper avant l'achèvement
de l'incision et çonséquemment à l'iris de venir se présenter
au-devant du tranchant du couteau, d'où nécessité de retirer
ce dernier pour ne pas couper la membrane irienne dans une
étendue démesurée, et de terminer la section avec un autre
instrument.

Le couteau que nous avons adopté possède une largeur de
lame suffisante pour que l'ouverture de la chambre antérieure
puisse être exécutée d'un seul coup, par un simple mouvement
de propulsion de l'instrument. Nous avons, en outre, à
l'exemple de M. ZEHENDER, donné au tranchant une légère
courbure qui le rend convexe : on a démontré, en effet, que
cette forme est la plus avantageuse, parce qu'elle permet à
l'opérateur de maintenir constante, pendant toute la durée

de l'incision, la force avec laquelle il pousse le couteau, tandis qu'un tranchant rectiligne exige, pour avancer d'une même longueur, notablement plus de force vers la fin de la section qu'au commencement. Or, le chirurgien trouve, dans la constance de l'effort qu'il a à déployer, une condition favorable à la régularité du lambeau et à la netteté des lèvres de la plaie.

La lame de notre couteau, mesurée le long du dos, a 26 millim. de longueur, depuis sa base jusqu'à l'extrémité de sa pointe ; sa largeur possède sa plus grande valeur, 6 millim., au niveau de la base ; à partir de ce point, elle va en diminuant jusqu'à la pointe, et de telle sorte que le tranchant affecte la forme d'un arc de cercle décrit avec un rayon de 60 millim., le centre du cercle se trouvant situé sur la perpendiculaire au dos de la lame, qui se confondrait avec la base prolongée (voy. *fig.* 3).

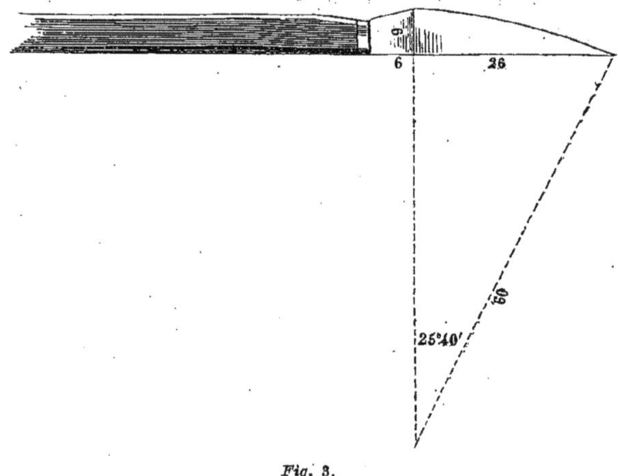

Fig. 3.

Il résulte de ces dispositions que, si l'on considère successivement les différents points du tranchant, l'angle formé par la tangente en chaque point considéré avec la direction du dos du couteau, diminue progressivement de grandeur depuis l'extrémité de la pointe, où il a tout près de 26° d'ouverture, jusqu'à la base, où il est égal à 0. Le talon a 6 millim.

de longueur, autant de large, dans la partie attenante à la base de la lame et seulement 4^{mm},5, à la naissance du manche.

3° Un kystitome, pour inciser la capsule du cristallin.

Je me suis servi jusqu'à ce jour du kystitome de GRÆFE, légèrement modifié.

L'instrument de l'illustre ophthalmologiste se compose d'une pointe de lance montée à l'extrémité d'une tige mince perpendiculairement à la longueur de celle-ci; la pointe est tranchante des deux côtés. J'ai fait supprimer le tranchant antérieur, de sorte que mon kystitome porte, en réalité, au lieu d'une pointe triangulaire, une pointe de couteau tranchant d'un seul côté et à dos mousse.

L'instrument ainsi modifié rend les mêmes services que celui de GRÆFE et expose moins l'opérateur à blesser l'iris ou la cornée.

Je me propose de faire monter la pointe en acier de mon kystitome sur une tige d'or : ce nouveau perfectionnement permettra à l'opérateur de donner à volonté à la tige, devenue plus flexible et dépourvue d'élasticité, une courbure en rapport avec la disposition des parties, tout en conservant une pointe très-acérée, supérieure, par conséquent, à la pointe d'or du kystitome de LIEBREICH.

4° Une spatule de DAVIEL, en argent, dont la partie aplatie a 22 millim. de longueur et 4 millim. de largeur vers son extrémité libre, qui est arrondie; l'épaisseur, de $^1/_4$ de millim. à peine, doit être telle que la lame soit suffisamment flexible.

5° Une curette de CRITCHETT ou une curette en écaille de GRÆFE.

B. *Instruments nécessaires seulement dans certains cas.*

6° et 7° Deux petits couteaux coudés à pointe mousse de JÜNGKEN, un droit et un gauche, pour agrandir la plaie, lorsqu'on n'est pas arrivé du premier coup à lui donner des dimensions suffisantes.

8° Une pince à iridectomie à forte courbure et très-courte (65 millim. de longueur).

La pince *à griffes postérieures de* Liebreich est préférable dans certains cas.

9° Petits ciseaux courbes sur le plat, pour exciser l'iris.

Dans ces derniers temps j'ai employé de préférence et avec avantage les ciseaux-ressorts du D' Dowel, coudés sur le plat.

Les ciseaux, quels qu'ils soient, coupent mieux, quand ils portent une articulation excentrique.

10° Un *double crochet* ou *érigne double,* pour extraire le cristallin, dans les cas où il est impossible ou imprudent de le faire sortir par les manœuvres habituelles de pression.

Cette érigne double ne diffère pas sensiblement de celles dont M. Jules Guérin s'est servi autrefois dans l'opération du strabisme. Les crochets ont, projetés sur un plan qui passe par la tige, une longueur de 2 millim.; ils sont distants l'un de l'autre de $1^{mm},5$; leur rayon de courbure est de 1 millim. (voy. *fig.* 4).

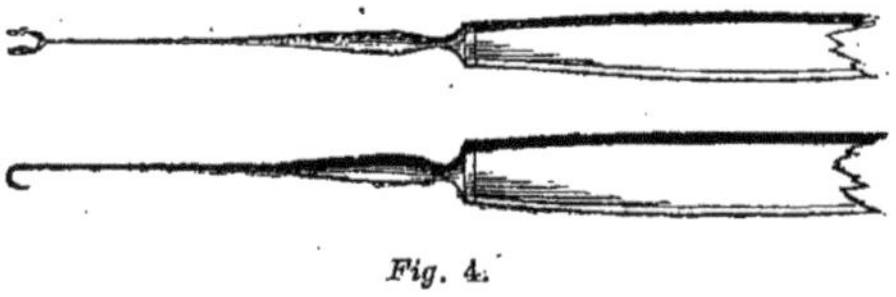

Fig. 4.

Le système de ces deux crochets a la forme d'une petite fourche recourbée, montée à l'extrémité d'une tige de 29 millim. de longueur jusqu'à la naissance du manche.

C. *Instruments utiles, mais non indispensables.*

11° Un releveur de Pellier modifié par Victor Stœber, pour relever la paupière supérieure.

Ce releveur se trouve déjà figuré dans le Manuel d'ophthalmologie de V. Stœber, 1834.

Il est de dimensions plus petites que celui de Pellier, a ses branches presque droites, à peu près parallèles et plus rapprochées; les parties recourbées sont aussi plus courtes.

Il se compose d'un fil d'argent d'un peu plus de 1 millim.

d'épaisseur, recourbé plusieurs fois en différents sens, de manière à former un circuit fermé par la soudure des extrémités bout à bout et à figurer, vu de profil, une *esse* (S), dont le corps composé de deux branches est droit.

La longueur totale du sommet d'une courbure à l'autre est de 60 millim. ; la distance des branches est de 9 millim. pour l'un des crochets, de 8 millim. pour l'autre ; les crochets ont une hauteur l'un de 8 millim, l'autre de 7 millim. ; enfin l'extrémité des crochets est à 9 millim. de distance du corps, c'est-à-dire du plan des branches (voy. *fig.* 5).

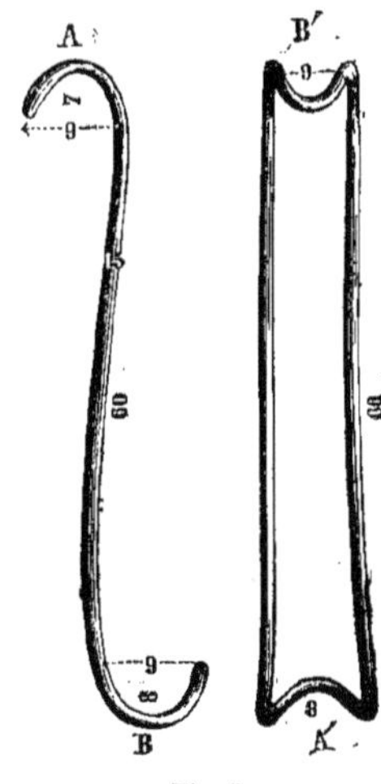

Fig. 5.

12° Une pince à griffes, à simple fixation, de SCHUFT-WALDAU, pour ramener dans une position convenable l'œil qui s'en est momentanément écarté.

13° Une curette de Daviel.

Je m'en suis servi dans un seul cas, pour faire sortir en totalité et entouré de sa capsule un petit cristallin transparent et luxé dans la chambre antérieure.

14° Une serretelle de SICHEL, pour extraire des débris de capsule.

§ III.

MANUEL OPÉRATOIRE.

A. *Traitement préparatoire.*

Quand le cataracté jouit, du reste, d'une bonne santé, il n'est soumis à aucun traitement préparatoire.

Mais nous avons pour règle de ne jamais opérer un individu qui a moins de 24 heures de séjour à la Clinique ; nous le faisons attendre habituellement deux ou trois jours, afin de lui laisser le temps de s'accoutumer au changement de régime, et pour nous assurer qu'il n'est pas affecté de quelque maladie à l'état d'incubation au moment de son entrée à l'hôpital (1).

Cet intervalle de repos est mis à profit pour examiner soigneusement l'état organique et fonctionnel de l'œil qui doit être opéré et de son congénère.

L'opérateur, explorant à l'éclairage focal, se renseigne sur la nature de la cataracte, sur le degré de consistance des masses opacifiées, le volume du noyau, la profondeur de la chambre antérieure, etc. ; la recherche des complications, s'il en existe, n'est pas négligée.

Le seul acte préparatoire à l'opération consiste dans l'ins-

(1) Il convient de mentionner ici un examen auquel on ne songe guère d'habitude, à moins d'indication spéciale, et dont l'ophthalmologiste a intérét à connaître le résultat, parce qu'il doit en tenir compte pour établir le pronostic des opérations pratiquées sur le globe oculaire : je veux parler de l'examen de l'urine. Tout récemment, en effet, j'ai montré à la Société de médecine de Nancy, dans la séance du 25 juillet 1877, par quelques exemples tirés de ma pratique hospitalière, que la présence de l'albumine dans l'urine exerce une influence défavorable sur la marche de la guérison dans l'extraction de la cataracte ; qu'elle peut occasionner des processus inflammatoires d'une gravité extrême, tels que l'irido-choroïdite, simple ou purulente, la suppuration du corps vitré, le phlegmon oculaire, qui se terminent par la perte de la fonction visuelle ou même par l'atrophie du bulbe. L'albuminurie expliquerait donc, à notre avis, un certain nombre des revers observés dans des cas où l'opération a été aussi régulière, aussi soignée que possible, entièrement exempte de complications et d'accidents concomitants, et où on n'aperçoit aucune autre cause d'insuccès.

De tels cas, lorsqu'ils se présentent, ont pour effet de déconcerter l'opérateur qui,

tillation d'une goutte de solution de sulfate d'atropine dans l'œil à opérer. Jusque dans ces derniers temps, je faisais toujours usage, à cette fin, d'une solution forte au $1/100$, et une dernière instillation était faite une demi-heure avant l'opération. Actuellement, du moins dans les cas où je prévois pouvoir me passer de l'iridectomie, la solution employée est 10 fois plus étendue et l'instillation précède de 2 à 3 heures l'opération; puis, au moment de commencer celle-ci, j'introduis, à l'imitation de M. DE WECKER, une goutte de solution d'ésérine au $1/200$. Grâce à cette pratique, j'ai l'avantage d'opérer sur un œil dont la pupille est dilatée, sans pour cela me priver du bénéfice que procure le rétrécissement de la pupille, qui se produit, peu de temps après l'opération, sous l'influence de l'ésérine, l'action du myotique l'emportant, dans des conditions aussi inégales de doses, sur celle du mydriatique.

La chloroformisation, lorsqu'elle a lieu, rentre aussi dans le traitement préparatoire ; on verra, quand nous parlerons des aides, quelle est notre opinion relativement à l'emploi du chloroforme dans l'extraction de la cataracte.

B. *Positions de l'opéré et de l'opérateur.*

Le patient est couché tout de son long, dans le décubitus dorsal, sur un lit bas (35 centimètres environ de hauteur), la tête relevée par un ou plusieurs oreillers durs.

ne sachant à quelle circonstance rattacher des processus pathologiques si imprévus, on vient à se demander si la précision, les soins, la dextérité ne servent de rien pour assurer le succès d'une extraction de cataracte. Se borner, en pareille occurrence, à invoquer l'idiosyncrasie de l'opéré ne saurait suffire : il s'agit de déterminer la nature de cette idiosyncrasie ; on vient de voir qu'elle est parfois albuminurique.

M. VERNEUIL, dans un travail récent, a accusé la glycosurie de prédisposer les opérés de cataracte à des accidents funestes. Mes observations personnelles ne me permettent pas de me prononcer sur ce dernier point : je croyais, au contraire, avoir remarqué que les cataractes diabétiques sont de celles qui fournissent la plus grande proportion de succès, et de fait, je ne me rappelle qu'un seul cas d'extraction de cataracte diabétique qui ait été suivi d'accidents sérieux, notamment d'une irido-choroïdite purulente.

Quoi qu'il en soit, à l'avenir, l'examen de l'urine devra précéder toute opération de cataracte, alors même que les apparences ne feraient en rien soupçonner l'existence de lésions du côté des reins ou de la sécrétion urinaire.

Le lit est placé près d'une fenêtre, présentant un de ses côtés au jour, de telle sorte que l'œil à opérer soit du côté d'où vient la lumière ; entre le lit et l'*allége* (portion du mur qui porte la fenêtre), une ruelle de 35 à 40 centimètres doit être ménagée pour assurer à l'opérateur la liberté de ses mouvements.

Le chirurgien s'assied à côté du patient, sur le bord du lit qui regarde la fenêtre, le visage tourné vers l'œil à opérer. Quand il a affaire à l'œil gauche, il garde cette même position pendant toute la durée de l'opération. Mais dans le cas de l'œil droit, il est obligé, à moins qu'il ne soit ambidextre, d'aller s'asseoir derrière la tête de l'opéré, et pour ouvrir la chambre antérieure et pour inciser la capsule ; pour tous les autres actes de l'opération, il reprend la position indiquée en premier lieu.

C. *Nombre et fonctions des aides.*

Un seul aide est indispensable, si l'opéré n'est pas chloroformé.

Cet aide est chargé de maintenir les paupières du patient écartées pendant les différents temps de l'opération. Il relève la paupière supérieure, soit avec l'élévateur de STŒBER, soit avec deux doigts (l'indicateur et le médius) tenus appliqués l'un à côté de l'autre sur la paupière et le front. Pour abaisser la paupière inférieure, il doit se servir uniquement du pouce de l'autre main.

Quand l'opération a lieu sur l'œil droit, l'aide emploie la main droite pour relever la paupière supérieure, et la main gauche pour abaisser l'inférieure ; il change de main pour l'œil gauche. De cette manière, il ne gêne pas l'opérateur.

Un deuxième aide peut être utile pour ramener le globe oculaire ou le maintenir dans une position convenable pendant certains temps de l'opération, excepté le premier ; l'opérateur lui confiera dans ce but la pince à simple fixation. Ce même aide sera chargé du soin d'éponger l'œil pour enlever les larmes ou le sang.

Enfin, on n'en sera que mieux assisté, si on peut disposer d'un troisième aide qui passe au chirurgien les instruments au fur et à mesure des besoins et qui le débarrasse de ceux dont il ne se sert plus.

Emploi du chloroforme. — Lorsqu'un patient doit être soumis aux inhalations de chloroforme, un aide supplémentaire et spécial devient indispensable pour cette partie de l'opération.

A Strasbourg, je disposais, pour chloroformer mes opérés, d'un aide adroit et expérimenté, dans lequel je pouvais avoir et j'avais toute confiance ; je ne connais pas, en effet, de meilleur ni même d'aussi bon chloroformisateur que M. ELSER. J'ai vu administrer le chloroforme dans les hôpitaux de Paris et dans les principales Universités de l'Europe, et c'est en connaissance de cause que je puis émettre une opinion sur ce point : ce qui motive mon jugement, ce n'est pas tant la proportion si minime des accidents (1 seul cas de mort sur plus de 20,000 chloroformisations), c'est surtout la sûreté et la perfection avec lesquelles M. ELSER amenait la résolution des muscles, même les plus réfractaires, comme ceux de l'œil, chez les sujets confiés à ses mains.

N'ayant point à nous préoccuper de l'administration du chloroforme, nous trouvions dans l'emploi de cet anesthésique un puissant auxiliaire qui nous rendait l'extraction de la cataracte plus facile, plus prompte et plus exempte d'accidents. Aussi étions-nous d'avis, en 1867, de recourir à l'anesthésie par le chloroforme dans toutes les opérations qui se pratiquent sur les yeux ; nous nous exprimions, à cet égard, dans les termes suivants :

« La réussite d'une opération, et surtout d'une opération
« pratiquée sur les yeux, dépend non-seulement de l'habileté
« de l'opérateur et des conditions générales ou particulières
« présentées par la constitution du malade et par la nature de
« son affection, mais encore de la docilité de l'opéré : enlever
« au malade la possibilité de remuer les yeux et de faire aucun
« effort pendant l'opération, c'est écarter une cause fréquente

« d'accidents et accroître d'autant les chances de succès du
« traitement chirurgical. A ce dernier point de vue, je ne
« saurais trop recommander l'emploi général du chloroforme
« dans les opérations qu'on pratique sur le globe oculaire.
« Pour ma part, je fais usage du chloroforme toutes les fois
« que le malade y consent, et jusqu'ici je n'ai eu qu'à me
« louer de cette pratique. Mais il ne faut pas craindre de
« pousser la chloroformisation jusqu'à la résolution des mus-
« cles de l'œil; en ce qui concerne la nocuité du chloroforme,
« je me suis de plus en plus convaincu de la vérité de ce
« principe formulé par un des maîtres les plus éminents de
« notre Faculté de médecine, le professeur SÉDILLOT, à sa-
« voir que *le chloroforme pur et bien administré ne tue ja-*
« *mais* (1). »

A Nancy, les conditions étaient autres : nous n'avions, pour
chloroformer nos opérés, que les Aides de clinique ou les Internes des hospices, c'est-à-dire des jeunes gens intelligents,
adroits, mais novices, ou peu s'en faut, dans l'art de la chloroformisation : la bonne volonté ne saurait ici suppléer à
l'expérience. Il en résulte qu'étant obligé de surveiller moi-
même l'administration du chloroforme, de crainte d'accidents
plus ou moins graves, je ne retrouvais plus, dans ces conditions, les avantages inhérents à une chloroformisation régulière et complète; en conséquence, j'ai préféré renoncer d'une
manière générale à faire usage des inhalations de chloroforme
dans l'extraction de la cataracte, et, tandis qu'à Strasbourg,
près des $^9/_{10}$ de mes opérés étaient chloroformés, la proportion se trouve transposée pour les opérations pratiquées à
Nancy, où les $^9/_{10}$ des cataractes ont été extraites sans le
secours des anesthésiques. Mais il n'est pas douteux pour moi
que, si j'avais pu recourir plus souvent à l'anesthésie chloro-
formique, le nombre de mes insuccès et demi-succès, si minime d'ailleurs (moins de 3 % d'insuccès et de 9 % de
demi-succès), durant ces trois dernières années, eut été encore
moindre. Cette circonstance n'est pas la seule, du reste, qui

(1) F. MONOYER, *Une Extraction de cataracte, etc. (Gaz. médic. de Strasbourg,* 1867, n° 14, p. 17.)

a dû exercer une influence défavorable sur le résultat des opérations pratiquées à la Clinique ophthalmologique de Nancy ; il faut aussi faire la part des conditions hygiéniques essentiellement mauvaises de l'hôpital Saint-Charles tout entier, et plus particulièrement des salles consacrées au service des maladies des yeux ; enfin, il convient de rappeler que, dans les premiers temps qui ont suivi l'installation de la Clinique ophthalmologique, le personnel au service des malades n'était pas exercé ni habitué à soigner des opérés de cataracte.

Ma conclusion est donc celle-ci :

Toutes les fois que vous avez à votre disposition un aide sur lequel vous puissiez vous reposer entièrement du soin d'administrer le chloroforme, d'en surveiller les effets et de parer aux accidents, n'hésitez pas à vous procurer le bénéfice de l'anesthésie et suivez la pratique que j'ai recommandée en 1867. Dans le cas contraire, vous vous trouverez mieux de renoncer à l'emploi du chloroforme : le chirurgien ne peut pas mener de front deux opérations aussi délicates que la chloroformisation du malade et l'extraction de la cataracte, qui réclament chacune toute son attention.

D. *Des temps de l'opération.*

1. — OUVERTURE DE LA CHAMBRE ANTÉRIEURE.

Le patient étant dans la position requise, et ses paupières étant tenues écartées par l'aide chargé de ce soin, l'opérateur prend de la main gauche la pince à double fixation et l'applique sur le globe oculaire de la manière qui a été dite, les deux points de fixation se trouvant situés de part et d'autre et à égale distance du limbe de la cornée, sur une droite qui coïncide avec le diamètre transverse de cette membrane.

La fixation de l'œil ainsi assurée, l'opérateur donne à son couteau à cataracte, tenu de la main droite, la position généralement adoptée par les ophthalmologistes. Cette position toute spéciale, qu'on ne trouve pas même indiquée dans les traités de médecine opératoire, est cependant la meilleure,

car c'est celle qui procure aux mouvements de la main le plus
de légèreté et de précision. Elle consiste, comme dans la position de la plume à écrire (3ᵉ position de SÉDILLOT), à n'employer, pour tenir l'instrument, que trois doigts, le pouce,
l'indicateur et le médius, mais à les disposer de telle sorte
que le manche du couteau ait une direction presque perpendiculaire à celle du pouce en état d'extension complète et
exactement opposé aux deux autres doigts ; ces derniers sont
fléchis et inclinés de la quantité nécessaire pour que leurs
extrémités viennent s'appuyer en des points situés tous deux
sur le côté du manche opposé à celui que touche le pouce.
L'indicateur doit être placé presque en regard du pouce, tout
au plus à 5 millimètres en arrière, et il faut donner au pouce
une position telle que le point d'appui du médius, qui se
porte de 20 à 25 millimètres plus en avant, soit distant du
talon de l'instrument de 5 à 10 millimètres, suivant les circonstances. Le petit doigt, plus ou moins fléchi ou redressé,
est posé sur la joue du patient et sert de soutien à la main ;
l'annulaire, suivant les besoins, remplira les mêmes fonctions
ou sera replié en dedans.

Avant de commencer l'incision de la coque oculaire, l'opérateur aura soin de choisir du regard ses points de repère et
d'exécuter une petite manœuvre qui lui donnera plus de facilité pour juger de la bonne direction de l'axe et du plan de
la lame du couteau. La pince à double fixation rend cette
appréciation aisée, car les points saisis par les fourchons
donnent la position et la direction du diamètre transverse de la
cornée. On portera donc la lame du couteau à plat au-devant
de la moitié inférieure de la cornée, le dos parallèlement à la
droite qui passe par les deux points de fixation, et tenu à une
petite distance de cette droite, le tranchant tourné en bas,
c'est-à-dire vers les pieds de l'opéré.

Après cette reconnaissance préliminaire du terrain sur lequel il va opérer, le chirurgien ramène le couteau sur le côté
externe de l'œil du patient, sans changer de direction, et vient
en poser la pointe sur la zone *pré-irienne* de la sclérotique,
en un point situé à 2 ou 3 millimètres, suivant les cas, au-

dessous du diamètre transverse de la cornée, et à 1 millimètre
en dehors de la circonférence de cette membrane, ou même
à 1^{mm},5, si la profondeur de la chambre antérieure le permet.
Il donne en même temps au plan de la lame l'inclinaison
voulue pour faire passer l'incision par l'extrémité inférieure
du diamètre vertical de la cornée.

Ces dispositions prises, il suffit de pousser le couteau en
avant, ni trop vite, ni trop lentement, avec une force sensiblement constante : l'ouverture de la chambre antérieure a
lieu ainsi d'un seul coup, sans que l'humeur aqueuse s'échappe
avant l'achèvement de la section ; si les mesures ont été bien
prises, si l'instrument a été tenu dans la bonne direction, les

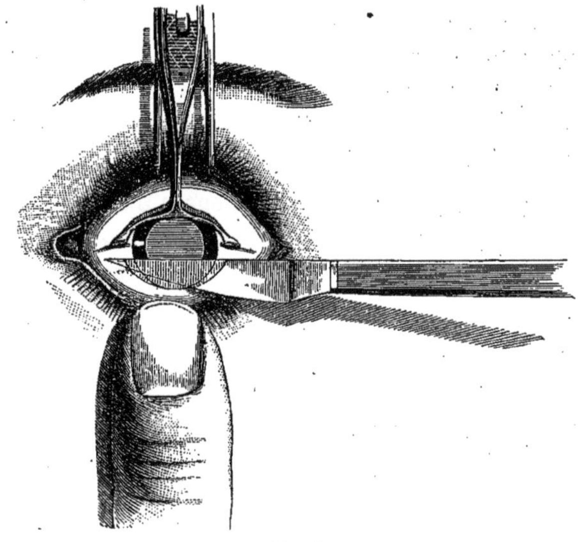

Fig. 6.

points de ponction et de contre-ponction sont symétriquement
placés par rapport au diamètre vertical de l'iris, et le sommet
du lambeau est tangent à la circonférence de la cornée à
l'extrémité inférieure du diamètre vertical (voy. *fig.* 6).

Dans le cas où, pour une cause quelconque, on éprouverait
de la difficulté à exécuter l'incision d'un seul coup, on l'achè-
verait en retirant lentement le couteau par un mouvement

dirigé obliquement vers le bas. Il est rare que ce second mouvement ne suffise pas pour terminer la section et qu'il faille reporter le couteau de nouveau en avant.

En règle générale, on placera la ponction et la contreponction aussi en arrière qu'on pourra le faire sans courir le risque d'entamer ou d'accrocher l'iris avec le couteau ; il est des cas où, par suite de la proéminence de la membrane irienne dans la chambre antérieure, les points d'entrée et de sortie de l'instrument tranchant ne peuvent guère être situés à plus d'un demi-millimètre en dehors de la circonférence de la cornée.

L'incision achevée, la pince à double fixation est enlevée et mise de côté ; elle ne servira plus dans le reste de l'opération. En même temps, l'aide abandonne doucement les paupières à elles-mêmes, et on recommande à l'opéré de les fermer sans effort, comme s'il voulait se livrer au sommeil. Déjà, avant l'achèvement de l'incision, l'aide a dû diminuer peu à peu l'écartement des paupières pour être prêt à les clore instantanément à la moindre menace d'accident.

Si, immédiatement après avoir taillé le lambeau, ou dans la suite de l'opération, le chirurgien reconnaît que l'ouverture de la chambre antérieure est trop petite, il l'agrandira à l'aide des petits couteaux mousses, coudés sur le plat. Il obtiendra souvent un agrandissement suffisant en donnant à l'incision intérieure une longueur égale à celle de l'incision extérieure.

ÉLÉMENTS DE POSITION ET DE FORME DE LA SECTION. — D'après les points choisis pour déterminer la position de la section, on voit que celle-ci, ou du moins l'incision extérieure, est tout entière située dans la zone *pré-irienne* de la sclérotique qui fait partie des parois de la chambre antérieure.

Mais le plan de la section n'est pas parallèle à celui de l'iris ; il fait avec ce dernier et en arrière un angle de 11° ou de 15°, selon que la base de la section est à 2 ou à 3 millimètres au-dessous du diamètre transverse de la cornée, ce diamètre étant lui-même supposé avoir une longueur de 12 millimètres, égale à celle du rayon de la sphère oculaire, et l'incision extérieure ayant ses extrémités situées à 1^{mm},5 en dehors du limbe de la cornée. L'inclinaison de la section linéaire de Græfe mesure 22°.

Il en résulte que l'incision quasi-linéaire suit le contour d'un arc de cercle appartenant à une circonférence dont le rayon surpasse celui de la circonférence de la cornée ; tandis que ce dernier rayon est de 6 millimètres, celui de la circonférence de l'incision extérieure s'élève à 8 millimètres pour la section qui est inclinée de 11°, et à 8^mm,35 pour celle de 15°. Il atteint 9^mm,50 de longueur dans le procédé linéaire et descend, au contraire, à 5^mm,34 dans le lambeau de Daviel.

Les dimensions du lambeau taillé dans les conditions susindiquées sont consignées dans le tableau suivant, où les nombres de la colonne I se rapportent à la section dont la base est à 2 millimètres au-dessous du diamètre transverse de la cornée, et ceux de la colonne II à la section dont la base est située à 3 millimètres au-dessous du même niveau :

	Lambeau de Daviel.	Incision quasi-linéaire.		Incision linéaire.
		I.	II.	
Longueur de la base, c'est-à-dire de la corde qui sous-tend l'incision extérieure et qui mesure la distance en ligne droite des extrémités de l'incision.	10,50	13,84	13,00	10,64
Longueur de l'incision développée, c'est-à-dire de l'arc correspondant	18,50	16,75	15,00	11,32
Flèche ou hauteur de la section	6,08	4,08	3,09	1,63
Angle d'ouverture de l'incision.	195°	120°	104°	68°,6

Nous avons mis en regard les dimensions correspondantes du lambeau de Daviel et de l'incision linéaire de Græfe, pour montrer à quel point l'incision quasi-linéaire diffère de l'une et de l'autre : comparée à la première, elle donne une section dont la corde est plus longue et la hauteur plus courte, en même temps qu'un arc comprenant un nombre de degrés bien moindre, 120° ou 104°, c'est-à-dire au plus le *tiers* de la circonférence, tandis que l'angle d'ouverture du lambeau de Daviel (195°) dépasse de 15° la demi-circonférence. L'incision de Græfe a une ouverture et une hauteur encore plus petites, mais une longueur de corde qui ne dépasse celle du lambeau de Daviel que d'un dixième de millimètre. Par rapport à la cornée, notre lambeau répond aux $^2/_5$ de la circonférence de cette membrane.

L'incision quasi-linéaire s'éloigne notablement d'une incision mathématiquement linéaire ; elle n'est pas située dans le plan d'un grand cercle de la sphère oculaire. Si nous considérons l'angle du plan de l'incision avec celui d'un grand cercle mené par le centre de figure de la sphère oculaire et par la tangente au sommet du lambeau, nous trouvons une valeur de 45° ou 41°, alors que cet angle devrait être égal à zéro dans le cas d'une incision exactement linéaire passant par le bord de la cornée. Mais la différence est loin d'atteindre cette valeur si on établit la comparaison avec l'incision de Græfe, qui passe pour linéaire ; dans cette dernière, l'angle considéré plus haut est, en réalité, de 34°, c'est-à-dire seulement 11° à 7° de moins que dans notre incision.

Ce même angle s'élève à 56° pour le lambeau de Daviel.

De toutes les incisions qui ont été proposées, il n'en est guère qu'une de mathématiquement linéaire, c'est la section transversale de Kuechler.

A ce point de vue, notre incision se trouve donc à peu près à égale distance de celle de Græfe et du lambeau de Daviel ; la section, qui a sa base à 2 millimètres au-dessous du diamètre transverse de la cornée, divise exactement en deux parties égales l'angle de 22° compris entre le plan de l'incision de Græfe et celui du lambeau de Daviel. Mais, en raison des proportions relatives de ses différentes parties, elle possède les mêmes propriétés mécaniques *que si elle avait une linéarité égale à celle de la section de* Græfe, ou du moins, et c'est la raison de sa supériorité, elle les possède à un degré suffisant pour procurer les avantages qui en résultent relativement à la coaptation des lèvres de la plaie, et pour faire disparaître les inconvénients d'une *linéarité* trop parfaite. Dès l'instant qu'on n'a pas contesté à l'incision de Græfe l'épithète de *linéaire*, malgré l'angle de 34° qu'elle fait avec le plan d'un grand cercle, on m'accordera bien l'expression de *quasi-linéaire* pour désigner une incision qui ne s'écarte de la précédente que de 7° à 11° au plus. Le terme de procédé à *lambeau* reste réservé aux cas où la section est parallèle au plan de l'iris. Si l'on acceptait les expressions que nous avons proposées dans le paragraphe I, on aurait à remplacer le nom d'extraction *quasi-linéaire* par celui de procédé *à section mésocyclique.*

Les dimensions données plus haut sont des valeurs extrêmes que nous n'avons jamais été dans l'obligation de dépasser et qui nous ont toujours suffi pour extraire les cataractes les plus volumineuses. Lorsque le noyau est petit, on fait subir une réduction proportionnelle à la grandeur de l'incision, en en plaçant les extrémités encore plus bas, jusqu'à 4 millimètres au-dessous du diamètre transverse de la cornée, et toujours au moins, si c'est possible, à 1 millimètre du bord de cette membrane. L'incision se rapproche alors davantage de la section linéaire ou *mégalocyclique.*

2. — OUVERTURE DE LA CAPSULE.

Ce temps de l'opération s'exécute à l'aide du kystitome tenu de la main droite, de la même manière que le couteau.

L'opérateur abaisse lui-même avec la main gauche la paupière inférieure, lorsqu'il opère sur l'œil gauche; l'aide se borne à relever avec les doigts seuls la paupière supérieure, juste assez pour découvrir la pupille. Si l'opération a lieu sur l'œil droit, c'est l'opérateur qui relève la paupière supérieure, et l'aide qui abaisse l'autre.

Le kystitome est introduit dans la chambre antérieure suivant le mode généralement usité. Je pratique plusieurs incisions en × dans la capsule, en ayant soin de les prolonger sous l'iris aussi loin que possible. Il faut prendre garde de ne pas enfoncer la pointe de l'instrument plus qu'il n'est besoin dans le cristallin, ni d'exercer sur cet organe une pression exagérée, car lorsqu'on néglige ces précautions, on luxe facilement la cataracte, surtout si elle est totalement dure. Quand cette complication se produit, il faut chercher, à l'aide du kystitome même, à ramener le cristallin dans sa position normale, attendu que, dans la plupart des cas où du corps vitré vient à s'échapper au dehors avant qu'on soit parvenu à extraire la cataracte, ce fâcheux accident reconnaît pour cause première une position vicieuse du cristallin. On s'aidera, au besoin, de l'éclairage focal pour se renseigner exactement sur la position de l'organe cataracté.

Il nous est arrivé à plusieurs reprises de faire, à la place d'incisions en ✕, une incision unique en ⋀ (ou **V** renversé), puis de saisir avec la pince à iridectomie le sommet de ce lambeau capsulaire, de l'attirer au dehors et de l'exciser. Mais cette manœuvre n'a pas été toujours couronnée de succès, et elle expose l'iris à des contusions ; elle réussirait peut-être plus souvent avec la pince à dents postérieures de LIEBREICH. En tout cas, elle est indiquée toutes les fois que la capsule est elle-même opacifiée ou incrustée de dépôts opaques, et en semblable occurrence, elle ne nous a jamais laissé dans l'embarras.

3. — SORTIE DU CRISTALLIN.

Dans ce troisième temps de l'opération, je me passe, en général, de toute assistance étrangère ; parfois cependant, il y a utilité à faire relever plus ou moins haut la paupière supérieure ; quant à l'inférieure, l'opérateur la tient un peu abaissée, à l'aide de ses deux derniers doigts ou de l'auriculaire seul.

a) Extraction par pression. — Deux instruments me servent à faire sortir le cristallin, savoir : la curette de CRITCHETT, tenue de la main droite pour déprimer la lèvre postérieure de la plaie, et la curette en écaille de GRÆFE dans la main gauche, pour exercer la contre-pression. J'ai employé un certain nombre de fois avec autant d'avantage la spatule de DAVIEL à la place de la curette de CRITCHETT, et celle-ci au lieu de la curette en écaille ; lorsque l'œil n'est pas trop enfoncé, il vaut mieux recourir, pour la contre-pression, au pouce de la main gauche appliqué sur la paupière supérieure.

Quels que soient les instruments employés, curette ou spatule, celui que tient la main droite sera appliqué par son extrémité libre sur le milieu du bord postérieur de l'incision et déterminera, au moyen d'une pression modérée, l'entre-bâillement de la plaie, en déprimant la lèvre ainsi sollicitée par une force qui tende en même temps à l'éloigner du plan de la section (Cf. 2ᵉ partie, § II, C); puis, avec la curette ou le pouce de la main gauche, posé directement ou à travers la paupière supérieure, suivant les cas, sur le globe oculaire, au niveau du bord du cristallin opposé à celui qui regarde le sommet de l'incision, le chirurgien exercera une pression plus ou mois forte dirigée normalement à la surface pressée; cette contre-pression aura pour effet d'augmenter l'écartement des lèvres de la plaie et de faire basculer le cristallin de manière que le bord inférieur de l'organe se relève et vienne se présenter entre les bords de l'ouverture cornéenne. En graduant convenablement la pression et la contre-pression, on arrivera à faire passer le bord inférieur de la cataracte en avant de l'iris, à l'engager dans le canal de la plaie et finalement à le pousser entièrement au dehors; pendant ce mouvement de progression du noyau cataracté, la contre-pression devra se déplacer de manière à suivre le bord du cristallin à mesure qu'il avance dans son passage à travers l'ouverture de la chambre antérieure. Si on vient à diminuer la pression avant que le centre du cristallin ait dépassé le sommet du lambeau, on court le risque de voir cet organe lenticulaire rentrer dans l'intérieur du globe oculaire; quand cet accident n'est plus à craindre, on peut cesser la pression et la contre-pression et terminer l'extraction en tirant au dehors le noyau cataracté, au moyen de la curette de CRITCHETT, ou de préférence avec le double crochet.

On voit que nous utilisons, pour déterminer l'expulsion de la cataracte, simultanément le moyen décrit par A. DE GRÆFE sous le nom de manœuvre de *bascule,* et la dépression directe de la lèvre postérieure de la plaie recommandée par M. Ad. WEBER.

Si, quand elle s'engage dans le canal de la plaie, la cataracte est encore coiffée par l'iris et se trouve ainsi arrêtée dans son mouvement de sortie par l'interposition de cette membrane, l'opérateur cherchera, à l'aide de la spatule ou de la curette, à dégager le bord du cristallin en repoussant en arrière l'obstacle qui empêche ce corps d'avancer ; il devra apporter beaucoup de soin et de légèreté dans cette manœuvre, pour ne pas déchirer ni contusionner l'iris.

Le noyau de la cataracte étant extrait, l'opération n'est pas terminée : il reste à évacuer les masses corticales qui ont été presque toujours laissées en place, à moins qu'on n'ait eu affaire à une cataracte entièrement dure, ou que, par exception, on n'ait pu faire sortir le cristallin entouré de sa membrane d'enveloppe, auquel cas on a dû s'abstenir du deuxième temps de l'opération, l'ouverture de la capsule.

L'évacuation des accompagnements de la cataracte s'effectue au moyen de douces frictions pratiquées sur la cornée de haut en bas, à l'aide de la paupière supérieure conduite par le pouce de l'opérateur, la lèvre postérieure de la plaie continuant à être déprimée avec la curette (1). On devra, autant que possible, éviter toute introduction d'instruments dans la chambre antérieure.

Quand les dernières particules de matière cataractée ont été évacuées, que la pupille est parfaitement nette, nous instillons de nouveau une goutte de solution d'ésérine, mais seulement dans le cas où l'opération est et doit rester exempte d'iridectomie.

b) **Emploi de l'Iridectomie.** (*Extraction composée.*) — Si, malgré des pressions portées à un degré d'énergie qu'il serait dangereux de dépasser, malgré des tentatives réitérées faites pour dégager le cristallin de l'iris qui l'empêche d'avancer, on ne parvient pas à écarter cet obstacle, encore moins

(1) Ces mêmes frictions serviront, en cas d'hémorrhagie de la conjonctive ou de l'iris, à évacuer le sang qui aurait pu se répandre dans la chambre antérieure, et dont le chirurgien cherchera soigneusement à se débarrasser, s'il tient à voir ce qu'il fait et à prévenir de graves accidents.

Avant d'exercer les pressions qui doivent chasser la cataracte au dehors, on aura aussi recours aux manœuvres de friction, pour rectifier la position du cristallin et pour en amener le bord inférieur le plus près possible de l'ouverture de sortie ; grâce à cette précaution, on évitera presque à coup sûr l'issue de l'humeur vitrée.

à extraire la cataracte, et si, d'autre part, on juge suffisantes les dimensions de la plaie, on devra recourir à l'*iridectomie*.

Mais, avant d'en venir là, il importe de s'assurer que ce n'est pas une insuffisance d'ouverture de la capsule qui s'oppose à la sortie de la cataracte ; le plus sûr moyen de reconnaître et d'éliminer cette cause de *distocie* lenticulaire consiste à réitérer le plus largement possible la discision de la cristalloïde antérieure et à répéter les manœuvres d'expulsion : si cette nouvelle tentative échoue, on procédera, sans plus tarder, à l'iridectomie.

Cette opération sera pratiquée suivant les règles établies, sur lesquelles je n'ai pas à insister ; constatons seulement que les petits ciseaux-ressorts coudés sur le plat sont d'un maniement plus commode que les ciseaux à iridectomie ordinaires.

Il devient parfois nécessaire de rectifier la position de l'œil : on exécutera cette manœuvre à l'aide de la pince à griffes de SCHUFT, qu'on donnera à tenir à l'aide qui est en même temps chargé de relever la paupière supérieure. Le chirurgien accomplira lui-même tous les autres actes de l'excision de l'iris.

L'iridectomie terminée, on répétera les manœuvres requises pour extraire la cataracte, et on réussira presque toujours.

L'excision partielle de l'iris est de nécessité toutes les fois que cette membrane ne se laisse dilater que peu ou pas du tout : c'est ce qui arrive lorsque des synéchies postérieures retiennent l'iris attaché à la cristalloïde ou que des altérations de structure d'origine inflammatoire en ont rendu le tissu rigide. En pareil cas, l'iridectomie doit précéder toute tentative d'expulsion du cristallin et prendre rang immédiatement après l'ouverture de la capsule, ou même avant ce deuxième temps de l'opération, lorsque la pupille est trop étroite pour permettre au kystitome de manœuvrer efficacement. Si on n'avait pas à craindre parfois la production d'une hémorrhagie dans la chambre antérieure consécutivement à l'excision de l'iris, il vaudrait mieux pratiquer cette opération toujours avant la discision de la capsule, afin de pouvoir inciser celle-ci plus largement. En tout état de cause, on préviendra une insuffisance d'ouverture de la cristalloïde en réitérant au besoin la discision de cette membrane après l'iridectomie.

Il est enfin des cas où l'indication de l'iridectomie se pose consécutivement, soit immédiatement après l'extraction de la cataracte, soit quelques heures et même un ou deux jours plus tard. On fera bien, par exemple, d'exciser un iris qui aurait été fortement froissé, contusionné ou déchiré par le passage du cristallin, ou par le contact des instruments. On devra en agir de même à l'égard d'une portion d'iris qui, prolabée ou entraînée au dehors, opposerait une trop grande résistance aux tentatives de réduction, ou qui, ayant été réduite sans peine, ressortirait encore plus aisément de la chambre antérieure au moindre mouvement de l'œil.

Un accès de toux, un éternuement ou quelque autre effort violent peuvent occasionner le prolapsus de l'iris quelques heures et même un ou deux jours encore après l'extraction de la cataracte, aussi longtemps, en un mot, que la réunion des lèvres de la plaie n'est pas suffisamment consolidée. Sitôt l'accident constaté, on ne doit pas hésiter à exciser toute la portion d'iris qui s'est engagée dans l'ouverture de la plaie, sans attendre l'apparition des symptômes inflammatoires, sans même faire de tentatives de réduction, fatalement infructueuses.

c) **Emploi du double crochet.** (*Extraction par traction.*) — L'extraction de vive force de la cataracte, au moyen du double crochet, est obligatoire ou indiquée dans quelques cas exceptionnels, notamment lorsque :

1) De l'humeur vitrée s'échappe de l'œil avant que le cristallin soit sorti ;

2) La cataracte est luxée, spontanément ou accidentellement ; l'opérateur n'a pas pu l'amener dans une position favorable à l'extraction, et il prévoit que la moindre pression exercée sur l'œil fera sortir, au lieu du cristallin, l'humeur vitrée, saine ou ramollie ;

3) Un examen attentif a démontré la possibilité d'extraire le cristallin entouré de sa capsule, et ce mode opératoire a été jugé le plus avantageux dans le cas particulier.

Une iridectomie précédera nécessairement l'emploi du double crochet (1). La manœuvre de l'instrument est la suivante :

On déprime le milieu de la lèvre postérieure de la plaie, avec la petite fourche que forme le système des deux crochets, les extrémités de ces derniers tournées vers l'opérateur, c'est-à-dire en avant, et l'axe de la tige dirigé suivant une droite qui, prolongée, irait passer en arrière de la cataracte ; on enfonce l'instrument dans la cavité oculaire jusqu'à ce que les crochets soient parvenus en regard du pôle postérieur du cristallin ; puis on le fait basculer, en abaissant le manche, ce qui relève les crochets et permet de les implanter dans la substance du cristallin.

Quand on s'est assuré que le noyau cataracté est solidement saisi par l'instrument, on retire celui-ci, en maintenant le manche en bas, afin d'appliquer contre la face postérieure de la cornée le cristallin, qu'on amène ainsi au dehors sans qu'il puisse se dégager des crochets.

La manœuvre du double crochet n'offre pas de difficulté

(1) Récemment (29 juin 1877), il m'est arrivé d'extraire une cataracte avec le double crochet, sans exciser l'iris, et dans des circonstances remarquables à tous égards. La cataracte (Sér. V, n° 314, OD), se composait d'un noyau dur, mais petit (6 millim. de diamètre), entouré d'une couche de corticale presque liquide ; la capsule ayant été ouverte et excisée en partie, les masses corticales ramollies sortirent aussitôt, mais le noyau refusa de s'engager dans l'ouverture pratiquée à la chambre antérieure, sans doute parce qu'en raison de son exiguïté, il n'offrait pas suffisamment prise à la pression expulsive, qui finit par le faire remonter un peu en haut et par déterminer ainsi une luxation supérieure avec légère rotation du bord inférieur en arrière. Jugeant l'iridectomie dangereuse, puisqu'elle eût supprimé la seule barrière qui s'opposât à la sortie du corps vitré, que l'agitation désordonnée et les contractions musculaires de l'œil opéré rendaient imminente, j'introduisis de nouveau le kystitome dans l'intérieur de l'œil et je manœuvrai de manière à faire passer le noyau dans la chambre antérieure. Je dus recommencer bien des fois avant de réussir dans mon entreprise ; je finis pourtant par obtenir la luxation antérieure du noyau, et je pus alors terminer l'extraction au moyen du double crochet et sans iridectomie. Aucun accident n'est venu troubler la marche de la guérison, et le succès a été aussi complet que possible (pupille régulière, d'une netteté parfaite).

Pour ne pas encourir le reproche de passer sous silence les insuccès, je dois mentionner ici un cas qui ressemble beaucoup au précédent par la nature de la cataracte et par le manuel opératoire auquel j'ai eu recours pour procéder à l'extraction, mais qui en diffère complétement par le résultat définitif. Il s'agit aussi d'une cataracte composée d'un petit noyau entouré de masses liquéfiées (Sér. V,

sérieuse ; cependant elle demande à être conduite avec une grande légèreté de main et une certaine prestesse, pour éviter l'issue du corps vitré, sans trop de hâte toutefois pour ne pas froisser inutilement les parties.

§ IV.

PANSEMENT DE L'OPÉRÉ.

A. — *Utilité et mode d'action du pansement.*

L'immobilisation des parties est aussi indispensable dans les plaies de l'œil que dans celles des autres régions du corps, pour obtenir une bonne et prompte cicatrisation, pour assurer la réunion par première intention ; l'ophthalmologiste doit rechercher ce dernier résultat avec le plus grand soin, s'il ne veut pas s'exposer à compromettre le succès de l'opération, ou, tout au moins, à retarder la marche de la guérison et à faire naître des complications dont les suites pourraient

n° 376, OD). L'opération, pratiquée le 9 juillet 1877, a consisté dans une extraction quasi-linéaire *simple ;* mais, mis en garde par l'exemple des difficultés éprouvées dans le cas précédent, j'avais pris, pour réduire le noyau luxé, un crochet *simple* à pointe mousse, afin de faire servir le même instrument à l'extraction. J'ai fini par obtenir le résultat désiré, mais au prix des plus grands efforts, car le crochet simple est un mauvais instrument de préhension, qui permet au noyau cataracté de s'échapper avec une grande facilité. Aussi me suis-je bien promis de rester dorénavant fidèle au double crochet, dont le seul inconvénient est d'exiger, pour qu'on puisse le manœuvrer sans danger, soit une iridectomie, soit la luxation préalable du cristallin dans la chambre antérieure. L'extraction pratiquée dans les conditions que je viens de relater, a été suivie d'une irido-choroïdite intense qui a aboli la fonction visuelle : tel était, du moins, le résultat constaté au moment de la sortie de l'opéré, qui a quitté la clinique au bout de dix jours, en pleine évolution du processus inflammatoire.

J'ajouterai que ce malheureux avait déjà été opéré auparavant, de l'œil gauche, par le procédé de Michel, et que cette première opération avait aussi été suivie d'un insuccès complet : un processus glaucomatoïde, dû probablement à l'enclavement de l'iris dans la plaie, avait détruit la faculté visuelle. L'état de l'œil gauche a-t-il exercé une influence défavorable sur la guérison de l'œil opéré en dernier lieu? Cet organe a été exposé, pendant l'opération même, à des causes qu'on ne peut pas regarder comme inoffensives ; toutefois, l'œil de mon premier opéré n'avait pas été plus favorisé et pourtant il n'a ressenti aucun effet fâcheux.

Aucun de ces deux opérés n'était albuminurique.

exercer une influence fâcheuse sur la fonction visuelle ou devenir le point de départ d'accidents plus graves.

Telle est, à mon avis, la principale raison d'être du pansement des yeux *décataractés* par extraction, et en particulier des bandages *contentifs* généralement employés de nos jours. Je ne pense pas qu'il y ait lieu, chez les opérés de cataracte, de se préoccuper du rôle nuisible attribué à la présence des vibrioniens et autres organismes microscopiques dans les plaies en voie de cicatrisation, ni, par conséquent, que l'influence favorable exercée par le bandage contentif soit due, pour une part quelconque, à l'obstacle que les pièces du pansement opposent à l'introduction des germes atmosphériques dans la plaie oculaire. Le bandage contentif, appliqué sur les deux yeux à la fois et suivant le mode requis, place l'organe opéré dans les meilleures conditions de repos ; l'atmosphère de chaleur qu'il entretient autour de la plaie oculaire paraît aussi être une circonstance heureuse pour la cicatrisation.

B. — *Composition et application du pansement.*

Le pansement s'exécute à la Clinique de Nancy de la manière déjà usitée à Strasbourg ; il nécessite l'emploi de quatre pièces distinctes, savoir :

1° Deux bandelettes de baudruche gommée, chacune de 6 à 8 millimètres de largeur sur 4 centimètres de longueur (1) ;

2° Une *œillère* double en toile fine et souple ;

3° Du coton cardé, de bonne qualité, à filaments soyeux, plutôt courts que longs ;

4° Une bande de toile souple, de 4 centimètres de large sur 4ᵐ,50 à 5 mètres de long.

Après avoir humecté la face gommée d'une bandelette, on l'applique sur le milieu des paupières closes de l'œil opéré, perpendiculairement à la direction de la fente palpé-

(1) Les meilleures bandelettes sont fournies par la baudruche gommée, vendue en rouleaux ou en feuilles sous le nom de *Taffetas Marinier* (à l'arnica). — Le *Taffetas anglais* ne vaut rien : il devient trop dur par la dessiccation.

brale ; on répète la même opération sur l'autre œil. Les bandelettes doivent maintenir les paupières rapprochées jusqu'au contact, mais sans effort de la part de l'opéré, sans contraction de l'orbiculaire.

L'œillère double est un morceau de toile taillé de manière à représenter deux lambeaux ovales juxtaposés et réunis par leurs extrémités supérieures au moyen d'un pont de 2 centimètres de large ; il affecte la forme générale d'un ω plein et à contour fermé par le haut, chaque lambeau ayant environ 6 centimètres de long sur 4 de large. Cette pièce de linge se place par-dessus les bandelettes, le pont qui unit les deux lambeaux reposant à cheval sur la racine du nez.

On procède ensuite au nivellement des régions oculaires, en emplissant les dépressions et les anfractuosités de petits plumasseaux de coton cardé superposés en nombre suffisant pour que la surface extérieure proémine, en l'absence de toute compression, de quelques millimètres au-dessus du niveau du rebord orbitaire supérieur. L'œil est ainsi recouvert d'un coussinet souple qui va lui transmettre la pression développée par la tension des tours de bande appliqués sur le coton ; il importe que cette pression soit répartie très-uniformément dans tous les points de la surface palpébrale, et surtout que, dans la partie en rapport avec la cornée, elle pèche plutôt par défaut que par excès : dans ce but, on aura soin d'évider le milieu des plumasseaux le plus profondément situés, de telle sorte que la face postérieure du coussinet de coton offre une cavité centrale destinée à loger la saillie du globe oculaire et se moule exactement sur la surface sousjacente.

Il ne reste plus, pour terminer le pansement, qu'à enrouler la bande autour de la tête, suivant les règles établies pour faire un *binocle*, au moyen d'une bande roulée à un seul globe, avec cette simplification toutefois que le nombre des tours circulaires horizontaux est réduit de moitié par la suppression de celui de ces tours compris entre les deux obliques consécutifs qui se croisent sur le front. Pour obtenir avec le binocle classique le même nombre de croisés (2 tours obliques sur chaque œil), il faudrait une bande plus longue et le bandage serait plus gênant pour l'opéré. Je ferai remarquer, en outre, que le sens suivant lequel on doit enrouler la bande autour de la tête n'est pas indifférent et qu'il est déterminé par la position de l'œil opéré : ainsi, pour l'œil droit, l'enroulement se fera de gauche à droite, et pour le côté gauche, en sens inverse. Cette manière de procéder a pour but d'obtenir que l'application des tours obliques qui passent sur l'œil opéré s'effectue en suivant une direction ascendante, c'est-à-dire en remontant de bas en haut. La peau de la joue, entraînée par la bande et ramenée ainsi vers l'œil, fait aussi remonter la paupière inférieure et en maintient le bord appliqué contre celui de la supérieure : de là, un ensemble de conditions favorables que je crois superflu d'énumérer.

Ajoutons une dernière observation qu'il faut avoir constamment présente à la mémoire pendant qu'on applique notre binocle ophthalmique, c'est que ce bandage ne doit exercer de compression que la minime quantité nécessaire pour maintenir les parties en état de contention : on aura soin, en conséquence, d'exercer une très-faible traction sur la bande pendant la pose des tours obliques, sauf à serrer davantage les tours horizontaux destinés à assujettir les premiers.

C. — *Ancienneté de l'emploi du coton dans le pansement des opérés de cataracte.*

Le coton cardé a été employé de tout temps à la Clinique ophthalmologique de Strasbourg dans le pansement des opérés de cataracte ; le professeur STŒBER, notre regretté beau-père et premier maître, mentionne déjà cette pratique dans son *Manuel d'ophthalmologie*, en 1834. M. DE WECKER ignorait ce fait, quand il signalait en 1871, comme une innovation, la substitution du coton cardé à la charpie dans la composition du bandage contentif.

Nous avons relevé, dans son temps, l'erreur de notre éminent confrère de Paris et nous avons profité de l'occasion pour indiquer les principales raisons qui nous font préférer le coton à la charpie dans le pansement des yeux (1). Le seul défaut que nous trouvions à reprocher au coton, c'était sa mauvaise conductibilité à l'égard du calorique. Actuellement, nous inclinons plus volontiers vers l'opinion contraire, et la propriété du coton de conserver la chaleur serait une qualité de plus à l'avantage de cette substance, dans le cas où l'observation ultérieure viendrait confirmer les idées que j'ai émises au début de ce paragraphe relativement au mode d'action du bandage contentif.

D. — *Emploi de pommades dans le pansement.*

On a vu que je pose l'œillère à sec, sans la mouiller ni l'enduire d'un corps gras. Je n'ai pas toujours suivi cette pratique : à Strasbourg, du moins dans les premières années, j'étendais à la surface postérieure du lambeau de toile une légère couche de cérat *laudano-atropiné* (2).

Cette pommade répondait à trois indications distinctes : le sel d'atropine, arrivant à être absorbé, produisait la dilatation de la pupille ; le laudanum était destiné à modérer la réaction inflammatoire traumatique ; enfin le corps gras devait empêcher le linge de s'imbiber des humeurs sécrétées et de se durcir par la dessiccation.

Plus tard, je remplaçai cette pommade complexe par deux autres, le cérat *laudanisé* et le cérat *atropiné* (3), dont, au moment de m'en servir, j'opérais le mélange en proportions variables suivant les indications tirées de l'état de l'œil opéré.

A Nancy, j'ai fini par abandonner à peu près complète-

(1) Voir Monoyer, Lettre au Rédacteur des *Annales d'oculistique*, en date du 1er juin 1872. (*Ann. d'ocul.*, 1872, LXVII, 319.)

(2) La formule de ce cérat composé a déjà été donnée à propos du traitement des *luxations du cristallin* dans le travail suivant :

Monoyer, article Cristallin (*Nouveau Dictionnaire de médecine et de chirurgie pratiques*, 1869, t. X, p. 276).

(3)

Cérat laudanisé.		Cérat atropiné.	
Laudanum de Sydenham.	1gr,00	Sulfate d'atropine . . .	0gr,10
Cérat simple	10 ,00	Cérat simple	10 ,00

ment l'emploi de pommades dans le pansement des yeux opérés. Cependant il m'arrive encore parfois de faire usage du cérat laudanisé; mais, pour produire la mydriase, je n'ai recours qu'aux instillations de la solution d'atropine n° 4 (1).

Je n'ai pas remarqué de différence appréciable dans la marche de la guérison, selon que l'œillère est sèche ou enduite de cérat. Toutefois je crois cette dernière pratique plus avantageuse, et, si je n'y suis pas resté fidèle, il faut attribuer mon inconstance à des considérations étrangères à l'art bien plus qu'à une préférence motivée par des raisons scientifiques.

E. — *Renouvellement du pansement.*

Le pansement est renouvelé deux fois par jour, matin et soir; le jour de l'opération, lors même que celle-ci est pratiquée dans le courant de l'après-midi, on changera le pansement encore avant la nuit, à moins qu'il n'y ait eu écoulement d'humeur vitrée. En aucun cas, le même bandage ne doit rester en place plus de 24 heures.

A chaque renouvellement du pansement, on lavera soigneusement et délicatement les paupières de l'œil opéré et de son congénère, avec une éponge fine ou une petite compresse de toile trempée dans de l'eau tiède additionnée de collyre à la pierre divine (2), dans la proportion d'environ 25 à 30 p. 100; puis on instillera une ou deux gouttes de solution d'atropine.

Le premier septenaire écoulé, si le travail de la cicatrisation a marché régulièrement, sans accident ni complication sérieuse, je remplace habituellement la bande du binocle par une simple compresse longuette posée à l'instar d'un bandeau

(1)   *Collyre d'atropine n° 4.*
Sulfate d'atropine. . . . . $0^{gr},10$
Eau distillée. . . . . 10 ,00
(2)   *Collyre à la pierre divine n° 2.*
Lap. divin. . . . . $0^{gr},50$
Hydrolat. rosar. . . . . 50 ,00
Aq. distill. . . . . 100 ,00
M. f. diss. à chaud et filtrez.

et faisant une fois et demie à deux fois le tour de la tête (bandage du professeur STŒBER à la Clinique de Strasbourg).

F. — *Importance des moindres détails.*

Parmi les honorables confrères qui liront ce mémoire, il s'en trouvera peut-être qui nous reprocheront de nous étendre trop longuement sur certaines parties du travail et notamment sur la question relative au pansement des opérés.

Nous prions ceux de nos lecteurs qui seraient tentés de nous adresser pareil reproche de considérer que, dans la pratique chirurgicale, il n'est si mince détail qui n'ait son importance ; que la réussite d'une opération délicate comme l'est l'extraction de la cataracte, ne dépend pas seulement de la précision et de la dextérité déployées dans le manuel opératoire ; que le succès peut être compromis par le défaut de soins consécutifs convenables. Nous avons entrepris de publier la description de notre procédé dans l'espoir que ce mode opératoire serait essayé par d'autres ophthalmologistes ; en conséquence nous avons jugé indispensable de faire connaître dans tous ses détails importants notre manière d'opérer, afin qu'expérimentée dans des conditions toujours aussi identiques que possible, elle fournisse des résultats comparables entre eux et propres à fixer l'opinion des praticiens sur les avantages de notre section mésocyclique, exécutée conformément aux règles formulées dans les pages précédentes.

G. — *Précautions hygiéniques pour mettre les opérés à l'abri de la* DOUCHE MURALE DESCENDANTE.

Fidèle jusqu'au bout à la ligne de conduite que je me suis tracée, je me permettrai même d'indiquer encore une dernière précaution bonne à prendre et consistant à laisser entre le lit de l'opéré et le mur voisin une ruelle d'environ un demi-mètre de largeur ; cette ruelle a pour but de mettre le patient hors d'atteinte de la *douche murale descendante*. Nous désignons par cette expression une espèce particulière de courant d'air qui prend naturellement naissance dans l'intérieur des chambres closes et y circule de haut en bas le long des parois verticales, toutes les fois que la température extérieure est plus froide que celle de l'air renfermé dans la pièce. Nous avons démontré, dans une autre circonstance, l'existence de la douche murale descendante et l'influence qu'elle exerce souvent sur le développement des *psychronoses;* nous avons exposé le mode de production de ce courant d'air et indiqué les moyens de s'en garantir (1).

Quand les lits sont entourés de rideaux qui se rejoignent ou se rapprochent suffisamment par le haut, la ruelle devient à peu près inutile, ou, du moins, peut être réduite à quelques centimètres de largeur.

Le pansement que j'applique à mes opérés de cataracte, pendant les premiers jours du moins, constitue déjà par lui-même un bon préservatif contre l'action de la douche murale descendante et des autres variétés de courant d'air ; mais il ne garantit que les yeux, et les prescriptions hygiéniques que je viens de rappeler conservent toute leur importance à l'égard des autres parties du corps. Elles sont, d'ailleurs, d'une application de tous les jours, aussi bien dans l'état de santé que dans l'état de maladie ; d'autre part, la connaissance de la douche murale descendante et du rôle qu'elle joue fréquemment dans le développement des psychronoses est ne découverte si récente et encore si peu répandue, que je crois de mon devoir d'en parler quand l'occasion s'en présente.

(1) Monoyer, *Du Rôle étiologique de la douche murale descendante dans le développement des psychronoses. (Revue médicale de l'Est,* 1er avril 1876.)

DEUXIÈME PARTIE.

Appréciation comparative du procédé quasi-linéaire et de ses congénères.

§ Ier.

PHASES PRINCIPALES DE L'HISTOIRE DES SECTIONS EMPLOYÉES DANS L'EXTRACTION DE LA CATARACTE.

Il nous a paru intéressant et utile de réunir dans les planches placécs à la suite de ce mémoire les différents types d'incision qui ont été imaginés pour extraire la cataracte, depuis la section *microcyclique* (grand lambeau de DAVIEL) jusqu'à l'incision *transversale* ou *mégalocyclique* de KUECHLER et aux sections *courbes* de WEBER et de JÆGER, en passant par l'incision *linéaire* ou *périphérique* de GRÆFE, par l'incision *à lambeau médian* de LEBRUN, l'extraction *à lambeau périphérique* de WECKER, les incisions *composées* de TAVIGNOT, de TAYLOR et de MICHEL, etc., en tout 34 types ; il conviendrait d'y ajouter ceux de GUÉPIN (de Nantes), de Maurice PERRIN, de CASTORANI et de PANAS, qui, pour différentes causes indépendantes de ma volonté et indiquées plus loin, n'ont pas pu trouver place dans mes planches.

1. — PÉRIODE MICROCYCLIQUE.

Le règne du procédé dit *à grand lambeau* a duré un peu plus d'un siècle (1752-1859) ; durant cette période si brillamment inaugurée par la précieuse invention de DAVIEL, les tentatives de modification ont été peu nombreuses, et les seules acceptées par un certain nombre d'opérateurs ont porté sur l'orientation de l'incision : ce sont le lambeau *oblique* de BEER (1792), puis de WENZEL (1799) et le lambeau *supérieur* de Fr. JÆGER (1825), déjà exécuté 4 ans auparavant par ALEXANDER. Dix types seulement appartiennent à cette période.

2. — PÉRIODE MÉGALOCYCLIQUE.

Avec le plus illustre de nos maîtres, A. DE GRÆFE, s'ouvre une nouvelle période, aussi féconde en essais de tout genre que la précédente avait été pauvre : les procédés *linéaires*, ou soi-disant tels, font irruption dans la chirurgie oculaire et ne tardent pas à détrôner l'ancien lambeau classique. Le savant ophthalmologiste allemand signale l'incision *linéaire* (section mégalocyclique) comme fournissant un moyen d'éviter la suppuration de la cornée, accident redoutable auquel l'extraction à lambeau doit la majeure partie de ses revers, et il généralise l'emploi de cette incision qui, bien que connue depuis longtemps, n'avait reçu jusqu'alors que des applications restreintes à certains cas déterminés et peu nombreux.

Cependant la section mégalocyclique n'est pas la seule qui jouisse de la propriété d'empêcher la suppuration du lambeau ; je dirai même qu'elle ne possède cette qualité que conditionnellement, comme conséquence d'une autre disposition coexistante qui en est le facteur principal et que nous indiquerons plus loin (Cfr. § II, B); on a vu, d'ailleurs, que l'incision de GRÆFE n'est rien moins que *mégalocyclique,* malgré la signification rigoureuse que le chef de l'école de Berlin a donnée à l'expression de *linéaire.* D'autre part, le nombre est grand des sections mégalocycliques ou mésocycliques qu'on peut faire passer par les différents points des parois de la chambre antérieure. Ces diverses circonstances, jointes à l'absence d'une théorie mécanique exacte et complète de l'extraction de la cataracte, expliquent la multiplicité des procédés éclos dans la période de l'incision linéaire.

Cette période nous semble avoir pris fin, et si elle n'a pas réalisé toutes les espérances qu'elle avait fait concevoir à son début, du moins a-t-elle abouti, croyons-nous, à quelques résultats pratiques : elle a fourni la preuve que le grand lambeau classique ne constituait ni le seul, ni le meilleur procédé pour extraire la cataracte; qu'il était possible de faire sortir les noyaux même les plus volumineux à travers des ouvertures notablement différentes de celle qui est donnée par une incision microcyclique, et que quelques-unes des nouvelles sections réunissent précisément les conditions mécaniques propres à faciliter la coaptation des lèvres de la plaie et à empêcher ainsi le sphacèle de la cornée et le phlegmon oculaire, qui en est la conséquence naturelle. Des tentatives faites au début par MM. SCHUFT, BOWMAN, CRITCHETT et par DE GRÆFE lui-même, pour généraliser l'emploi d'instruments spéciaux, tels que curettes ou crochets, destinés à faire sortir la cataracte *par traction*, il ressort la confirmation manifeste de ce qui était à prévoir, c'est que l'introduction d'instruments dans les cavités intra-oculaires est en général dangereuse, à un degré d'autant plus grand que l'instrument est plus volumineux et la force déployée pour le manœuvrer plus considérable; que cette introduction doit être évitée autant que possible et limitée aux cas où elle est indispensable.

Enfin, plusieurs des procédés imaginés depuis 1866 ont montré que, contrairement à l'opinion des promoteurs de l'incision linéaire, DE GRÆFE, CRITCHETT, BOWMAN, etc., cette espèce d'incision n'exige pas toujours l'intervention d'une iridectomie pour livrer passage à la cataracte; qu'il suffit, pour rendre l'excision de l'iris parfois inutile, de changer de place la section linéaire ou mégalocyclique en faisant tomber le milieu de l'incision dans l'intérieur de la cornée [procédés de BADER (1) (1868), de LIEBREICH (1872), de PERRIN (1874)], ou de pratiquer une section mésocyclique qui s'éloigne encore plus du plan d'un grand cercle que ne le fait l'incision dite *linéaire périphérique* de GRÆFE [section *quasi-linéaire*, 1866]. Sans doute, l'iridectomie est une opération parfaitement inoffensive en elle-même et qui, en sus de la facilité qu'elle procure pour la sortie du cristallin, possède la propriété de modérer la réaction traumatique sans pour cela ni la supprimer, ni diminuer la fréquence des accidents consécutifs;

(1) Nous avons à réparer un oubli en mentionnant l'incision de GUÉPIN, de Nantes (1841), dont celle de BADER ne diffère pas sensiblement, si ce n'est que dans cette dernière les angles de la plaie sont prolongés jusque dans la zone pré-irienne de la sclérotique.

mais elle n'en constitue pas moins une complication désavantageuse, en ce que les extractions auxquelles on l'associe ne donnent jamais des résultats aussi beaux ni aussi bons que les succès obtenus par l'extraction simple.

Les ophthalmologistes doivent donc accorder la préférence aux procédés d'extraction, qui, toutes choses égales d'ailleurs, peuvent le plus souvent se passer du secours de l'iridectomie.

En somme, l'extraction de la cataracte ne doit à la période que j'appellerai *linéaire* ou *mégalocyclique* qu'un seul progrès, capital à la vérité : l'élimination de la suppuration primitive du lambeau. Quant aux moyens propres à obtenir ce résultat, après les avoir cherchés avec DE GRÆFE dans un changement radical du manuel opératoire, on a dû reconnaître qu'on avait dépassé le but; que les sections mégalocycliques avec l'iridectomie obligatoire augmentaient inutilement les difficultés de l'opération et la fréquence de certains accidents, tels que l'écoulement du corps vitré; enfin qu'on pouvait prévenir le sphacèle de la cornée en s'y prenant plus simplement, sans s'écarter autant qu'on l'avait fait de l'ancienne manière d'opérer.

3. — PÉRIODE MÉSOCYCLIQUE.

C'est ainsi qu'en se rapprochant de nouveau du procédé à grand lambeau, sans toutefois y revenir complétement, les inventeurs de la section quasi-linéaire (MONOYER, 1866), de l'incision *semi-elliptique* (DE LUCÉ, 1868), de l'incision *latérale* (GALEZOWSKI, 1871), du petit lambeau périphérique (PANAS [1], 1876), ont fait entrer l'extraction de la cataracte dans la période *mésocyclique;* les procédés de LEBRUN (lambeau *médian sphéro-cylindrique,* 1872), de WECKER (lambeau *périphérique,* 1875), bien que rentrant, le premier dans le genre des *sections courbes* et le second dans l'espèce *micro-*

---

(1) Le procédé de M. PANAS est venu à notre connaissance postérieurement au tirage de nos planches, qui a eu lieu dans le premier semestre de 1876; telle est la raison pour laquelle, à notre grand regret, nous n'en avons pas reproduit le dessin.

cyclique ou *oblique parallèle,* accusent la même tendance à chercher la meilleure solution du problème de l'extraction de la cataracte dans un procédé intermédiaire entre l'ancien lambeau et ceux qui reposent sur une section plus ou moins linéaire.

4. — COUP D'ŒIL RÉCAPITULATIF.

En résumé, nous voyons l'histoire de l'extraction de la cataracte comprendre trois périodes : la première, qui commence à DAVIEL (1), dure un peu plus d'un siècle ; occupée avant tout à propager l'invention due au génie de l'illustre ophthalmologiste français et à assurer à l'extraction la prééminence sur l'antique abaissement, elle se borne à perfectionner l'instrumentation, mais en demeurant fidèle au principe du *grand lambeau,* c'est-à-dire à l'incision *microcyclique* parallèle au plan de l'iris. La lutte séculaire entre les deux méthodes chirurgicales s'est terminée par la défaite de l'abaissement, dont DE GRÆFE a proclamé la déchéance, après avoir démontré, en s'appuyant sur une imposante statistique, la supériorité incontestable de l'extraction.

Le chef de l'école de Berlin inaugure la deuxième période que nous avons qualifiée de *linéaire* ou *mégalocyclique;* quoique très-courte, cette période n'en a pas moins fait faire un grand progrès à l'opération de la cataracte, en mettant l'extraction à l'abri de la suppuration de la cornée. Parvenue à ce degré de perfection, l'extraction n'a plus à craindre désormais de se voir préférer son ancienne rivale.

La troisième période, dite *mésocyclique,* remonte avec la section quasi-linéaire à l'an 1866, à une époque où le procédé *linéaire périphérique* de GRÆFE, éclos dans le cours de l'année précédente, se répandait avec une étonnante rapidité dans

(1) Le travail considérable publié l'année dernière par M. Hugo MAGNUS, sur l'*Histoire de la cataracte,* nous semble avoir mis hors de doute le bien fondé de l'opinion de MALGAIGNE affirmant que l'extraction était inconnue des anciens ; toutes les assertions contraires qu'on trouve dans les auteurs reposent sur des erreurs d'interprétation.

l'Allemagne presque entière et allait y régner en maître jusqu'à la mort de l'auteur, survenue en 1870. Parmi les écoles de langue allemande, celle de Prague est à peu près la seule qui ait refusé de suivre le mouvement parti de Berlin et qui se soit posée, dès le début, en adversaire du principe des sections linéaires. Dans le même temps, MM. Bowmann et Critchett, en Angleterre, abandonnaient aussi l'ancien lambeau pour des procédés offrant plus ou moins d'analogie avec celui de Græfe.

En France, le procédé de provenance berlinoise a reçu un accueil assez réservé; il est resté plusieurs années sans faire beaucoup parler de lui, expérimenté seulement, tant en province qu'à Paris, par quelques-uns des élèves ou des partisans les plus enthousiastes du maître allemand. Ce n'est guère qu'en 1872 et 1873 qu'on s'est mis à s'en occuper sérieusement et que la Société de chirurgie de Paris a abordé la discussion des sections linéaires. Mais déjà de nouveaux procédés, plus ou moins linéaires ou quasi-linéaires, s'offraient à ce moment-là pour remplacer l'extraction linéaire périphérique, et la période de l'incision rigoureusement mégalocyclique était close.

A l'École de Strasbourg revient le mérite d'avoir devancé de plusieurs années le verdict de l'opinion publique à l'encontre du procédé de Græfe, et de n'avoir renoncé au lambeau classique de Daviel que pour adopter d'emblée une section mésocyclique, sans passer par la phase intermédiaire de l'incision mégalocyclique.

En exposant les notions historiques qui précèdent, nous avons voulu montrer les principales étapes parcourues par la science ophthalmologique dans un des problèmes dont la solution a une importance capitale pour les malades autant que pour les opérateurs; nous avons cherché à prouver que chacune de ces étapes a marqué un pas de plus dans la voie du progrès.

§ II.

APPRÉCIATION COMPARATIVE BASÉE SUR LA THÉORIE DE L'EXTRACTION.

Il nous reste maintenant à mettre en relief les qualités et les avantages de notre procédé et à en déterminer la valeur par rapport aux principaux types expérimentés. Deux moyens distincts, qui se complètent l'un l'autre, doivent fournir les éléments de cette étude.

Le premier consiste dans l'appréciation comparative des caractères géométriques et mécaniques des différents procédés ; il est essentiellement théorique et suppose la connaissance préalable de la théorie mathématique de l'extraction de la cataracte. Or, rien de semblable n'existe encore dans la science ; on a raisonné jusqu'ici, en quelque sorte par intuition, on s'est contenté d'à peu près, on s'est appuyé sur des théorèmes dont on n'avait ni démontré l'exactitude ni calculé les limites réelles d'applicabilité ; c'est à peine si le mémoire déjà cité de M. Ad. WEBER renferme, parmi un certain nombre d'aperçus erronés ou incomplets, quelques linéaments des lois en question. A l'occasion du présent travail, nous avons examiné les principaux points de la théorie de l'extraction, considérée au point de vue géométrique et mécanique ; mais notre étude présente encore des lacunes et nous n'avons pas actuellement le loisir de la compléter ni d'en réunir les matériaux. Nous pensons, au reste, qu'une question de cette nature sera mieux à sa place dans un travail séparé : elle est trop importante et trop considérable pour être ajoutée comme appendice au sujet qui nous occupe dans ce mémoire. Il nous suffira ici d'utiliser les résultats applicables aux besoins présents, en priant le lecteur de les admettre provisoirement, sous réserve de vérification ultérieure. Notre intention, d'ailleurs, n'est pas de calculer les éléments de tous les types figurés dans nos planches et de les comparer les uns après les autres aux données de notre section ; ce serait là un travail très-long, fastidieux, et dont on peut se dispenser dans une appréciation d'ensemble destinée seulement à faire ressortir la supériorité de l'un de ces procédés. En effet, en raison même des conditions du problème, les différentes incisions pratiquées dans la sphère oculaire peuvent être classées, malgré leur diversité et leur multiplicité, en un petit nombre de groupes ou de genres, de telle manière que les différences de propriétés entre les termes d'un même groupe soient assez minimes pour laisser intacts les caractères fondamentaux du genre.

A. *Classification des sections.*

Éléments de position.

La classification qui nous semble la plus naturelle et la plus logique repose sur les bases suivantes :

I. Division en deux classes :

1re classe. — Sections *simples* [incision de DAVIEL (1er procédé), de GRÆFE, de KUECHLER, de LEBRUN, de CRITCHETT, de NOTTA, de MONOYER, de WECKER, de WEBER, etc].

2e classe. — Sections *composées*. [DAVIEL (2e procédé), SIGWART, GARENGEOT, TAVIGNOT, TAYLOR, MICHEL].

II. La 1re classe se subdivise à son tour en deux familles :

1re famille : Sections *planes*. [DAVIEL (1er procédé), GRÆFE LIEBREICH, WECKER, MONOYER, etc.]

2e famille : Sections *courbes*. [LEBRUN, WEBER, JÆGER.]

Cette subdivision et les suivantes peuvent aussi s'appliquer aux portions de sections qui sont comprises dans la deuxième classe.

III. La famille des sections planes comprend les trois genres que nous avons déjà proposés dans le § I de la 1re partie, savoir :

a) Section *mégalocyclique* (KUECHLER, PERRIN);

b) Section *mésocyclique* (GRÆFE, LUCÉ, MONOYER);

c) Section *microcyclique* (DAVIEL, JACOBSON, WECKER).

Il est évident que le genre *mégalocyclique* ne peut avoir pour chaque position du sommet de l'incision extérieure qu'une seule section, celle dont le plan se confond avec le grand cercle qui passe par le sommet considéré, ce plan étant lui-même perpendiculaire au grand cercle qui réunit le sommet de la cornée (pôle antérieur du globe oculaire) au sommet du lambeau.

Il n'en est pas de même pour les deux autres genres qui, le sommet de l'incision étant supposé fixe, renferment néanmoins chacun une infinité de sections, puisqu'on peut donner à l'inclinaison de la section sur le [grand cercle passant par le sommet, un nombre théoriquement infini de valeurs différentes, pourvu qu'on ne sorte pas des limites assignées au genre.

On a vu que l'inclinaison des sections du genre *mésocyclique* a une valeur comprise entre zéro et le nombre de degrés qui mesure l'angle de la section parallèle au plan de l'iris avec le grand cercle passant par le sommet de la section considérée. Cette section parallèle au plan de l'iris et toutes celles qui ont une inclinaison supérieure, jusqu'à la valeur maximum de 90°, appartiennent au genre *microcyclique*.

IV. Deux sections peuvent avoir la même inclinaison et cependant différer entre elles par la position du sommet de l'incision extérieure.

La position de ce point est déterminée quand on connaît sa *latitude* et sa *longitude oculaires*. La *latitude* est donnée par l'angle du plan équatorial de l'œil avec le grand cercle qui passe par le sommet considéré; on pourrait aussi appeler cet élément la *hauteur du sommet* au-dessus de l'équateur.

La distance angulaire du pôle de la cornée au sommet de l'incision est complémentaire de la latitude et la remplacerait avantageusement en pratique comme étant plus facile à mesurer.

Les opérateurs ne se servent jamais des distances angulaires pour indiquer la position de l'incision; quand on veut les connaître, il faut les calculer. Il nous semble plus commode et plus simple d'utiliser, pour le classement des sections relativement à leur latitude, les données mêmes des opérateurs, c'est-à-dire la distance du sommet de l'incision au bord ou au centre de la cornée (pôle de la sphère oculaire), cette distance étant comptée le long d'un méridien. La portion de méridien comprise entre le pôle et la limite la plus reculée de la chambre antérieure est la seule dans l'étendue de laquelle on puisse faire tomber le sommet de la section. Nous la diviserons en quatre parties : la première, renfermée entre les limites naturelles de la zone pré-irienne de la sclérotique avec une longueur de 2 millimètres au maximum, recevra le nom de zone *scléroticale;* la surface de la cornée sera partagée en trois zones concentriques qui diviseront chaque méridien en trois arcs égaux de $2^{mm},25$ de longueur; on obtiendra ainsi une zone *extérieure* ou *périphérique,* une zone *moyenne* ou *intermédiaire* et une zone *intérieure* ou *centrale.* La section dont le sommet tombe sur la circonférence même de la cornée portera la désignation particulière de section à *sommet tangentiel,* et j'appellerai section *polaire* celle dont le sommet coïncide avec le centre de la cornée ou pôle du sphéroïde oculaire.

V. Le dernier élément à considérer pour déterminer la position de la section, c'est *l'orientation* du sommet qui peut être *supérieure, inférieure, latérale* ou *oblique* (supéro ou inféro-externe, supéro ou inféro-interne).

Si l'on voulait préciser davantage l'orientation, il faudrait donner la *longitude* du sommet, c'est-à-dire indiquer le méridien sur lequel il se trouve; on choisirait alors l'un des méridiens, l'interne par exemple, pour y placer le zéro, et on compterait en remontant vers la région supérieure pour faire le tour complet de 0° à 360°.

Mais la division en régions par laquelle nous avons commencé, nous paraît suffisante pour classer les sections relativement à leur orientation.

— *L'inclinaison* du plan de la section sur le grand cercle qui passe par le même sommet, la *latitude* (ou hauteur du sommet) et la *longitude* (orientation de la section) sont trois quantités qui servent à déterminer la position de la plaie et que, pour cette raison, nous appellerons *éléments de position,* ou encore éléments *trigonométriques,* puisqu'ils entrent dans les calculs sous forme de lignes trigonométriques.

B. *Éléments géométriques de la section.*

Après cet essai de classification rationnelle des sections relativement à leur constitution et à leur emplacement, il nous faut considérer les *éléments géométriques* ou *de forme* de la section, envisagée en elle-même, indépendamment de la position qu'elle occupe à la surface de l'œil.

Nous nous attacherons surtout à fixer avec précision le sens des termes employés et à montrer l'importance relative des éléments étudiés.

Toute section faite dans la coque oculaire consiste dans une solution de continuité qui traverse l'enveloppe membraneuse de part en part : on doit donc y distinguer deux parois ou faces, l'antérieure et la postérieure, et deux angles dièdres ; en outre, deux incisions ou plaies, l'extérieure et l'intérieure, ayant chacune ses deux bords ou lèvres et ses deux angles ou extrémités.

La section obtenue au moyen d'un instrument plan, sans changement de direction, est nécessairement composée de deux incisions qui suivent les contours de deux arcs de cercle situés dans le même plan et concentriques ; ces deux incisions sont donc parallèles et l'intervalle qui les sépare varie avec la distance du plan de l'incision au centre de la sphère oculaire, mais entre deux limites, l'une minimum dans le cas où cette distance est nulle, c'est-à-dire dans la section mégalocyclique, l'intervalle étant alors égal à l'épaisseur même des membranes traversées ; l'autre maximum dans le cas où la distance est égale au rayon de la sphère intérieure, le plan de la section étant alors tangent à cette même sphère. Avec des couteaux à courbure régulière, cylindriques comme ceux d'Ad. WEBER et d'Ed. JÆGER, on obtient encore deux incisions *courbes,* mais qui ne sont plus nécessairement ni circulaires ni équidistantes.

Quoi qu'il en soit, on a à considérer pour chaque incision :
1° sa *longueur absolue* mesurée le long de son tracé à la surface de la sphère correspondante et exprimée en millimètres ; sa longueur *relative,* c'est-à-dire le rapport entre la longueur

absolue et la longueur de la circonférence dont l'incision occupe une certaine portion ; 2° la *base* de l'incision, c'est-à-dire la longueur de la droite qui en joint les deux extrémités et qui n'est autre chose que la *corde* de l'arc correspondant ; 3° la *flèche* ou *hauteur* de l'incision, qui mesure la distance entre la base et une parallèle tangente à la courbe, et qui, dans l'incision circulaire, est représentée par la perpendiculaire élevée sur le milieu de la corde jusqu'à sa rencontre avec l'arc de cercle ; on sait que la direction de cette perpendiculaire se confond avec le rayon du cercle qui aboutit au milieu de l'arc ; 4° enfin l'*angle* correspondant à l'arc de l'incision, ou le rapport de cet angle aux 360° de la circonférence entière, rapport égal à celui qui représente la longueur *relative* de l'arc (1).

C'est ce dernier élément qui exerce une influence prépondérante et presque exclusive sur la *coaptabilité* des lèvres de la plaie, sur leur tendance à s'écarter l'une de l'autre : plus l'angle considéré est grand, moins a d'intensité la force qui suffit à entr'ouvrir la plaie et plus l'écartement des parois de la section est considérable, toutes choses égales d'ailleurs. Les sections dont l'angle ne dépasse pas 100°, 120° même, ne manifestent aucune tendance à s'entr'ouvrir spontanément, ni à rester béantes ; l'angle de 90° exige l'emploi d'une force déjà très-notable pour écarter l'une de l'autre les lèvres de la plaie, et il faut augmenter cette force à mesure que l'angle diminue.

Telle est l'unique raison pour laquelle la section de GRÆFE favorise la coaptation des parties divisées et n'a pas de tendance à rester béante.

L'explication donnée par l'illustre ophthalmologiste allemand est absolument erronée : la section mégalocyclique ne jouit pas, à l'exclusion des autres, de la propriété de favoriser le rapprochement des parties divisées ; cette propriété

(1) L'angle en question mesure ce qu'on nomme en optique l'*ouverture* d'un miroir, d'une lentille ; nous évitons de nous servir de cette expression, parce que nous en aurons besoin plus loin pour désigner quelque chose de tout différent. On peut aussi mesurer l'ouverture par le rapport de la flèche à la base, ou de la base au rayon du cercle ; car, en représentant la demi-base par b, la flèche par d, le rayon par r et la moitié de l'angle par α, on a :

$$\frac{d}{b} = \operatorname{tg}\frac{\alpha}{2} \quad \text{et} \quad \frac{b}{r} = \sin\alpha.$$

est commune à toutes les sections, pourvu que leur angle reste au-dessous d'une certaine valeur.

M. Ad. WEBER a démontré, en outre, comme nous l'avons déjà mentionné plus haut (Cf. 1ᵉ partie, § I), que dans les sections *obliques* (sections mésocycliques ou microcycliques), tout accroissement de pression intérieure favorise la coaptation, en appliquant plus énergiquement l'une contre l'autre les parois de la plaie, à condition toutefois qu'il existe un rapport convenable entre l'angle et l'obliquité de la section. Ce rapport est d'autant plus favorable à la production de l'effet indiqué que l'angle est plus petit et l'obliquité plus grande. On n'observe rien de semblable dans la section *normale :* quand la pression intérieure augmente, la plaie s'entr'ouvre toujours et d'autant plus que l'angle est plus grand.

A cet égard donc, les sections obliques, la nôtre notamment, jouissent d'un avantage que ne possède pas la section mathématiquement linéaire ou mégalocyclique.

— Toute section, plane, courbe, ou même composée, faite dans une sphère, partage celle-ci en deux segments. Si la section est mégalocyclique, les deux segments sont égaux ; dans le cas contraire, ils sont de hauteur inégale.

Il est d'usage, en médecine opératoire oculaire, de désigner sous le nom de *lambeau,* celui des deux segments qui comprend la plus grande étendue de cornée.

C. *Modes différents de* déhiscence *de la plaie oculaire.*

Afin de compléter nos moyens d'appréciation, je dirai encore un mot de la manière dont la section s'entr'ouvre pour livrer passage à la cataracte.

A défaut de terme mieux approprié, j'emprunterai à la botanique l'expression de *déhiscence* pour désigner l'action de s'entr'ouvrir (1).

(1) Il n'y a pas similitude complète entre les deux actes auxquels nous appliquons la même dénomination. La *déhiscence* d'un fruit implique à la fois la division spontanée des parties et leur écartement consécutif : la *déhiscence* d'une plaie comporte un acte de moins, la division préalable des tissus, qui est produite artificiellement.

Malgré cette différence de signification, nous avons mieux aimé employer un mot connu que d'en créer un nouveau, tel que celui de *béance* (tiré de *béant*), qui s'était d'abord présenté à notre esprit, mais qui pourrait effaroucher les oreilles inhabituées à l'entendre.

La déhiscence de la plaie oculaire peut s'opérer suivant trois modes distincts :

1° Sous l'influence d'un accroissement de tension intra-oculaire ou de pressions appliquées aux deux extrémités de la section et agissant dans des directions opposées, de dehors en dedans, la plaie s'entr'ouvre et ses lèvres s'écartent l'une de l'autre par un mouvement de rotation autour de leur base commune ; c'est là un premier mode de déhiscence que je qualifierai de *transversale* ou *rotatoire*.

Il importe de faire ressortir les caractères distinctifs de cette forme de déhiscence : d'une part, tandis que les parois de la section s'écartent l'une de l'autre, ce mouvement rotatoire des lèvres de la plaie s'accompagne d'un rapprochement mutuel des angles qui a pour effet de raccourcir la base : *ce que l'ouverture gagne dans un sens* (en largeur), *elle le perd dans le sens opposé* (en longueur). D'autre part, la section est ainsi transformée en un canal court ouvert aux deux bouts, ayant, par conséquent, un orifice extérieur formé par le contour ou les deux bords de l'incision extérieure, et un orifice intérieur circonscrit par le contour de l'incision correspondante ; les bords de chaque orifice appartiennent à la même incision et à la même surface. Enfin, cette ouverture affecte la forme connue d'une tranche de melon ou, si l'on préfère, celle de l'espace limité par les bords des paupières entr'ouvertes ; elle ressemble beaucoup à la figure que les géomètres nomment un *fuseau* de la sphère, mais la similitude n'est qu'apparente et ne permet par une assimilation complète.

On voit par là que chaque orifice peut être considéré comme formé par deux portions de courbes sensiblement planes, mais situées dans deux plans différents qui font entre eux un angle en général aigu et dont l'intersection contient la corde commune aux deux arcs curvilignes.

Dans les sections mégalocycliques, l'axe de l'ouverture obtenue par déhiscence transversale reste constamment en coïncidence avec l'axe de la section, qui est en même temps un rayon de la sphère.

Dans les sections obliques, l'axe de l'ouverture sort du plan de la section et s'incline par sa partie extérieure du côté du petit segment d'autant plus que l'écartement des lèvres de la plaie est plus grand ; il tend ainsi à se rapprocher du centre de la sphère.

2° Quand on déprime la lèvre postérieure de la plaie par une pression appliquée au niveau de son milieu et dirigée parallèlement à l'axe de la section, on produit ce que j'appellerai la déhiscence *perpendiculaire* ou *rentrante*. La lèvre pressée s'écarte de l'autre, en renversant peu à peu le sens de sa courbure, qui de convexe devient concave, et quand le changement de courbure s'est opéré dans toute la longueur de la lèvre, on a une ouverture à orifice unique limité par deux arcs de cercle ou, en général, deux courbes situées dans le même plan et disposées de manière à figurer la coupe d'une lentille biconvexe.

Les contours de cet orifice n'appartiennent pas, comme dans le cas de la déhiscence transversale, à une même incision : l'arc supérieur est fourni par le bord de l'incision intérieure qui est resté en place ; le bord opposé de l'incision extérieure a formé, en se courbant en sens inverse, l'arc inférieur.

La déhiscence *rentrante*, quand elle ne dépasse pas sa limite naturelle, ne détermine point le raccourcissement de la base, que nous avons vu se produire dans la déhiscence transversale comme mouvement corrélatif et compensateur de l'écartement des lèvres de la plaie ; c'est là un avantage au profit de la déhiscence rentrante.

L'ouverture ici est donc plane et située dans le plan même de la section, ce qui donne à l'axe une direction perpendiculaire audit plan.

3° On produit la déhiscence *mixte* en associant les deux modes précédents dans telle proportion qu'on juge convenable. On trouve dans cette combinaison la possibilité d'éliminer les inconvénients propres à chacune des déhiscences composantes ou de les corriger l'une par l'autre, de manière à obtenir une ouverture qui réunisse la plus grande somme de qualités.

Nous avons signalé les défauts de la déhiscence transversale : le premier, et le plus grave, consiste dans le rapprochement mutuel des angles de la plaie ; il en est un autre qui ne se montre que dans les sections obliques et qui tient à l'inclinaison variable de l'axe de l'ouverture, lequel sort du plan de la section pour se rapprocher du centre de la sphère oculaire. Dans la déhiscence perpendiculaire, l'axe de l'ouverture a une position fixe et invariable, mais très-peu favorable en général, à la sortie de la cataracte, puisqu'il est perpendiculaire au plan de la section. Or, il est aisé de comprendre qu'on puisse combiner ensemble les deux déhiscences fondamentales de manière à maintenir l'axe de l'ouverture dans le plan de la section ou à lui donner telle autre inclinaison encore plus favorable, et à obtenir une ouverture suffisamment large, sans que l'écartement des lèvres de la plaie s'effectue en totalité au détriment de la longueur de la base.

Telles sont les principales raisons qui militent en faveur de la déhiscence mixte que j'applique à mon procédé, et que la plupart des opérateurs me paraissent aussi préférer actuellement. Durant la période du grand lambeau de DAVIEL, la déhiscence transversale était la seule connue ou, du moins, la seule utilisée. La période mégalocyclique a introduit dans la pratique la déhiscence rentrante, qui a été employée presque exclusivement durant les premières années, aussi longtemps qu'a subsisté l'usage d'instruments de traction pour tirer directement la cataracte au dehors. — On voit comment tout se tient dans la nature et dans la science, comment un changement survenu sur un point entraîne avec lui des modifications corrélatives dans les autres parties. Si nous avions pris le mode de déhiscence pour base de nos divisions historiques, nous aurions obtenu les mêmes périodes que celles qui ont été déduites de la direction de la section.

D. *Conditions favorables à l'expulsion du cristallin cataracté.*

Quand on étudie le problème qui nous occupe en ce moment, on se trouve naturellement amené à y considérer deux ordres de conditions distincts : les unes, *intrinsèques*, se rapportent au sphéroïde oculaire, envisagé isolément, comme un ballon à enveloppe formée d'une membrane élastique et à contenu composé d'un corps lenticulaire solide, occupant une position déterminée, et d'un fluide en partie liquide, en partie gélatineux, qui le baigne de toutes parts et remplit le reste de la cavité ; les autres conditions sont *extrinsèques* et relatives à la disposition des parties qui entourent le globe oculaire ou qui gênent directement la sortie du cristallin.

Les conditions de ce dernier ordre n'exercent aucune influence sur les éléments géométriques de la section. Il n'en est pas de même des éléments trigonométriques, surtout à l'égard de l'orientation et de la hauteur du sommet : le choix de la longitude doit être subordonné entièrement à la disposition des parties externes de la région oculaire (paupières, rebord orbitaire, etc.) ; de ces mêmes conditions et plus encore de la position de l'iris dépend en grande partie le degré de latitude qu'il convient d'adopter.

C'est pour raisons de cette nature que la section à sommet *inférieur* et *tangentiel* est préférable, attendu qu'*en bas* l'opérateur est moins gêné que partout ailleurs par la saillie du bord orbitaire ; que la paupière supérieure se prête mieux que l'inférieure aux manœuvres nécessaires pour délivrer la chambre antérieure de la cataracte et de ses accompagnements ; que les opérés portent naturellement l'œil en haut et en dégagent ainsi la région inférieure, etc. ; attendu, d'autre part, que si la plaie siége sur le contour de la cornée, ou dans la portion attenante de la première zone, non-seulement le chirurgien conserve, pendant toute la durée de l'opération, la faculté d'exciser l'iris, lorsqu'il en reconnaît l'utilité, mais encore c'est la position du sommet qui répond le plus avantageusement aux conditions de sortie du noyau cataracté.

A l'exception de l'orientation, on peut dire que tous les éléments de la section se trouvent en corrélation avec les conditions intrinsèques de l'extraction ; mais entre ces dernières et les éléments géométriques, la solidarité est portée au plus haut point.

Je n'insisterai pas sur le rapport rigoureux qui lie nécessairement les dimensions de la section à celles de la cataracte : il est de toute évidence que la déhiscence de la plaie doit donner une ouverture dont les dimensions principales soient au moins égales, et même légèrement supérieures aux dimensions correspondantes du noyau cataracté. Il importe que l'opérateur calcule en conséquence les éléments géométriques de la section (corde, flèche, angle), et en ayant soin de tenir compte des modifications déterminées par la déhiscence transversale.

A l'égard de la relation existante entre les éléments trigonométriques de la section (inclinaison et hauteur du sommet) et le plus ou moins de facilité que le choix rationnel de ces éléments offre pour déterminer l'expulsion de la cataracte et pour parer aux accidents qui peuvent survenir pendant ou après cette opération, nous nous permettrons d'énoncer deux propositions générales qui nous semblent assez évidentes *à priori* pour n'avoir pas besoin de démonstration :

1° L'ouverture destinée au passage de la cataracte doit être placée et disposée de telle sorte que les forces qui concourent à l'expulsion du cristallin puissent chasser cet organe au dehors, à l'exclusion de l'humeur vitrée, ou, du moins, avant d'agir de la même manière à l'égard de cette dernière substance.

C'est, au reste, là, pour le dire en passant, la raison qui empêche d'extraire la cataracte par une ouverture scléroticale pratiquée en arrière de l'iris.

2° Le cristallin doit avoir le moins possible de chemin à parcourir et de mouvements de rotation à exécuter pour gagner l'ouverture de sortie, de manière à se déplacer, autant que le permet la disposition des parties, parallèlement à lui-même, suivant la direction de celui de ses diamètres qui se rapproche le plus de l'axe de l'ouverture.

Il faut donc placer le sommet du lambeau aussi près que cela se peut du bord du cristallin et veiller à ce que l'axe de l'ouverture ne fasse pas un angle trop grand avec le plan équatorial de la lentille cristalline.

Notre seconde proposition est en opposition complète avec les idées émises par M. Maurice PERRIN sur la même question. Cette divergence d'opinions provient, ce me semble, de ce que notre éminent confrère de Paris a interprété d'une manière incomplète le mécanisme des forces hydrostatiques en jeu, et qu'il a négligé quelques-unes des conditions complexes du problème.

E. *Supériorité théorique du procédé quasi-linéaire.*

Si, aux conditions qui ont été examinées dans ce paragraphe, j'ajoute celles qui ont rapport à la coaptabilité des lèvres de la plaie et dont il a déjà été question; si je fais entrer, en outre, en ligne de compte la facilité d'exécution résultant du choix des instruments employés, j'arrive, après une discussion approfondie, à éliminer successivement les trente et quelques types figurés dans nos planches, pour n'en conserver qu'un seul, celui qui sert de base au procédé décrit dans la première partie de ce travail.

Je ne m'illusionne pas sur la valeur de ce procédé, au point de le présenter comme à l'abri de toute critique et ne laissant plus rien à désirer; je ne le recommande à l'attention des opérateurs que parce qu'il me paraît satisfaire le mieux, dans l'état actuel de la science, à toutes les conditions du problème; qu'il ne le cède à aucun autre pour la facilité de l'exécution; qu'il l'emporte sur tous par la rareté des accidents concomitants ou consécutifs; qu'il s'adapte à toutes les cataractes justiciables de l'extraction; enfin parce que, ne faisant pas de l'iridectomie un des temps indispensables de l'opération, il permet assez souvent de s'en passer et fournit alors des résultats supérieurs, *cæteris paribus,* à ceux que procure l'extraction *composée.*

§ III.

VALEUR DU PROCÉDÉ DÉDUITE DE LA STATISTIQUE DES RÉSULTATS.

On vient de voir que la théorie conclut en faveur de notre procédé; nous allons montrer que la pratique ne lui est pas moins favorable.

A. *Statistiques complètes et statistiques triées.*

Pour bien des esprits, très-distingués, du reste, notre second mode de démonstration est le seul critérium juste, le seul sûr, et les déductions théoriques seraient de nulle valeur. Nous ne partageons pas entièrement cette manière de voir, ou, du moins, nous ne l'admettons qu'avec certaines restrictions. Sans doute, le contrôle de l'expérience est indispensable à toute théorie; car on n'est jamais sûr *à priori* qu'une théorie donnée soit absolument exacte, entièrement conforme à la réalité, attendu qu'on ne sait pas d'avance si elle tient compte de toutes les causes, sans en excepter une seule, qui peuvent exercer une influence, grande ou petite, sur la manifestation des faits auxquels on l'adapte; mais, quand une théorie a été vérifiée et reconnue parfaitement exacte, elle fournit, à son tour, les éléments d'une appréciation éclairée et sûre dont on ne saurait récuser le témoignage. D'un autre côté, les rapports numériques tirés de l'observation ne possèdent une approximation suffisante que si la statistique qui les a fournis embrasse un très-grand nombre de cas, un millier au minimum (loi des *grands nombres*), et si elle ne renferme que des cas comparables (loi de l'*invariabilité de l'ensemble des causes possibles*). On ne doit donc pas comparer entre elles des statistiques qui ne satisfont point à ces deux lois fondamentales, ou, au moins ne faut-il accepter qu'avec une grande réserve les conclusions tirées d'une semblable comparaison.

Or, combien compte-t-on dans la science de statistiques d'extraction de cataracte réunissant les conditions requises par les lois du calcul des probabilités? Un nombre fort restreint : peut-être ne s'en trouve-t-il pas deux qui soient comparables entre elles. En effet, la plupart des statistiques publiées restent au-dessous du chiffre exigé par la théorie. Cependant c'est là leur moindre défaut : si la loi de l'invariabilité des causes possibles était observée pour chacune d'elles et la même pour toutes celles qui se rapportent au même procédé, on pourrait réunir ensemble les statistiques de même ordre et obtenir ainsi pour chaque procédé un nombre suffisant de cas comparables entre eux. Mais aucune règle uniforme n'a présidé jusqu'ici aux travaux de ce genre : les statistiques allemandes, par exemple, et bon nombre de celles qui paraissent en France, enregistrent indistinctement toutes les opérations pratiquées par le professeur officiel ou libre, dans sa clinique ou son dispensaire ophthalmologiques. Or, il importe de se rappeler que dans la plupart de ces établissements sont admis non-seulement les indigents, traités gratuitement, mais encore les malades payants, de sorte que les opérateurs confondent dans une même statistique les pauvres et les riches, la clientèle hospitalière et leur clientèle privée. C'est dans ces conditions qu'ont été obtenus les rapports numériques fournis par la clinique de GRÆFE, à Berlin, et par une foule d'autres. Cette manière de calculer grossit la statistique, mais au détriment de l'exactitude des déductions qu'on en tire, car elle réunit deux séries de cas qui ne sont pas soumis au même ensemble de causes possibles : d'un côté, l'aisance, la richesse, avec l'influence favorable que des habitudes de bien-être et de confort exercent sur la santé du corps; de l'autre, la misère, avec son cortége de privations, de souffrances et l'action débilitante d'un genre de vie contraire aux lois de l'hygiène. Veut-on savoir jusqu'à quel point cette différence dans les conditions d'existence peut influer sur les résultats de l'extraction de la cataracte? J'en trouve l'exemple le plus frappant dans les faits de ma propre pratique : tandis que la proportion de mes insuccès a été de 2,22 °/₀ à la Clinique de Strasbourg et s'est élevée jusqu'à 3 °/₀ à celle de Nancy, j'ai la satisfaction de n'avoir eu, jusqu'à ce jour, que des succès dans ma clientèle privée.

Les opérés des Cliniques ophthalmologiques de Strasbourg et de Nancy étaient des indigents, ou des individus vivant uniquement du travail de leurs mains (ouvriers, paysans, etc.); la plupart ont été admis et traités gratuitement; quelques-uns ont eu à acquitter le modique prix de la journée d'hôpital; aux uns et aux autres l'opérateur a donné des soins entièrement gratuits.

M. DE WECKER, dans les relevés statistiques annuels de sa

clinique, met à part les cataractes compliquées et en forme un groupe dont il ne fait pas connaître les résultats ; il ne prend pour éléments de sa statistique que les cataractes simples. DE GRÆFE en agissait de même, et cette manière de procéder est assez générale. Je ne la blâme pas, bien qu'il ne soit pas toujours facile d'établir une démarcation rigoureuse entre la cataracte simple et la compliquée : comptera-t-on, par exemple, comme complications, l'hyperémie de la conjonctive, l'épiphora, la dacryocystite chronique, le ptérygion, etc.? ou bien exclura-t-on les affections externes de l'œil, pour se borner aux lésions internes? Mais, même en se renfermant dans ces limites, rangera-t-on dans la catégorie des cataractes compliquées celles qui sont accompagnées de quelques vieilles synéchies postérieures de l'iris, ou de staphylome postérieur, etc.? Quoi de plus naturel alors que de faire figurer dans la statistique les succès obtenus malgré la présence de complications qui, le résultat le prouve, n'ont pas exercé d'influence funeste, et de ne laisser de côté que les insuccès qu'on peut attribuer à une complication diagnostiquée d'avance ou reconnue seulement après l'opération ?

On n'obtient ainsi que des statistiques *triées* ou *expurgées*, qui peuvent avoir leur utilité quand, établies sur des bases identiques, elles sont comparées entre elles; mais, et c'est là ce qu'il m'importait de faire ressortir, entre une statistique expurgée et une statistique absolument complète, la comparaison n'est ni légitime, ni concluante, car la différence des résultats peut provenir de la différence des cataractes opérées aussi bien que de celle des procédés opératoires employés.

C'est l'emploi de ces statistiques de choix où la rencontre fortuite d'une longue série de cas heureux dans une statistique d'étendue insuffisante, qui peuvent seuls expliquer ces proportions fabuleuses de succès annoncées par certains opérateurs et allant jusqu'à 99 %, voire même 99 ¹/₂ et 100 % de succès.

B. *Résultats du procédé quasi-linéaire à Strasbourg et à Nancy.*

J'avais l'intention de donner, à la suite de mon mémoire, la statistique complète des cataractes que j'ai extraites au

moyen du procédé quasi-linéaire, tant à la Clinique ophthalmologique de Strasbourg qu'à celle de Nancy. Malheureuse-
ment, je n'ai pas pu mettre la main sur les tableaux des
opérations pratiquées pendant les quatre dernières années de
mon séjour à Strasbourg (1869-1872); j'aime à croire qu'ils
sont simplement égarés, mais que le désordre inséparable
d'un double déménagement effectué dans un intervalle de
cinq ans m'a empêché de retrouver en temps utile les feuilles
volantes qui contiennent les tableaux en question. Au lieu
des 100 et quelques opérations qui composent la statistique
de Strasbourg, j'ai dû me contenter d'en relever les 45 premières, qui ont été exécutées dans l'espace de deux ans et
demi, à partir du 14 août 1866.

Dans l'impossibilité d'offrir au public les deux statistiques
de Strasbourg et de Nancy au complet, et de les comparer
entre elles, je crois inutile de reproduire la statistique partielle de Nancy, qui se trouve dans l'ouvrage déjà cité de mon
frère.

Je me borne ici à consigner les rapports numériques
fournis par le relevé des 45 premiers cas de Strasbourg et
par la statistique partielle de Nancy.

Pour Strasbourg, le nombre des insuccès n'a été que de 1
sur 45, celui des demi-succès de 4, ce qui donne les rapports
suivants :

Succès d'emblée.	88,890	} Succès définitifs.	97,778
Demi-succès	8,888		
Insuccès.	2,222.		2,222
	100,000		100,000

Les 45 opérations ont été pratiquées sur :

16 hommes,
29 femmes.

45

Elles ont consisté en :

Extractions simples.		7	15,55
— composées { par pression.		30	66,67
{ par traction.		8	17,78
		45	100,00

Opérations	avec chloroforme	30	66,67
	sans —	15	33,33
		45	100,00

Pour Nancy, la statistique des opérations pratiquées à la Clinique du 23 avril 1873 au 28 juillet 1876 (3 ans $^1/_4$) donne 2 insuccès et 6 demi-succès sur un total de 67 cas; d'où résultent les proportions suivantes (1) :

Succès d'emblée . . .	88,060	Succès définitifs.	97,015
Demi-succès.	8,955		
Insuccès	2,985	. . . .	2,985
	100,000		100,000

Les 67 extractions ont été pratiquées sur :

Femmes	27	qui ont subi	30	opérations.
Hommes. . . .	34		37	
	61		67	

Elles ont consisté en :

Extractions simples.		17	25,38
— composées	par pression.	44	65,67
	par traction.	6	8,95
		67	100,00
Opérations	avec chloroforme. . . .	7	10,45
	sans —	60	89,55
		67	100,00

Les extractions dites *par traction* sont celles qui ont exigé l'emploi du double crochet pour évacuer le noyau cataracté.

L'âge des opérés a varié de 41 à 78 ans à Strasbourg, de 37 à 82 ans à Nancy; l'âge moyen est d'environ 66 ans.

Les statistiques qui ont servi à calculer les rapports numériques consignés ci-dessus ont été établies sur des bases semblables; elles comprennent tous les cas enregistrés dans leur ordre naturel, sans exception ni élimination des cataractes compliquées; en un mot, elles n'ont pas été expurgées et n'exigeraient plus, pour être comparables entre elles, que

(1) Ces rapports ne seraient pas sensiblement modifiés par les 28 opérations pratiquées du 24 juillet 1876 au 1er août 1877, date à laquelle j'ai dû résigner mes fonctions de directeur de la Clinique ophthalmologique de Nancy, dont j'étais investi depuis près de cinq ans et que ma nomination à la Faculté de Lyon m'empêchait de conserver plus longtemps.

d'embrasser un nombre de cas beaucoup plus considérable. Faut-il, néanmoins, voir dans la proportion un peu moindre des succès à la Clinique de Nancy, un effet des causes que nous avons signalées dans le cours de notre travail (insalubrité des locaux affectés à la Clinique, abandon forcé de la chloroformisation, etc.)? C'est mon avis; mais il faudrait, je le répète, un plus grand nombre d'observations pour trancher la question.

Si j'avais trié mes opérations, ne conservant dans la statistique que les cataractes simples, je serais arrivé à éliminer presque tous mes insuccès et à obtenir une proportion de succès d'au moins 99 %. Il en est un, le premier de mes opérés de Nancy (Série I, n° 22 [1]), que j'aurais dû laisser de côté, bien que ses cataractes, extraites toutes deux dans la même séance, aient été exemptes de complications : dans la nuit qui a suivi l'opération, pris d'une sorte d'accès de délire, il s'est levé à plusieurs reprises, a arraché son pansement et s'est livré à un ensemble d'actes peu favorables à la cicatrisation de la plaie oculaire; le matin, on lui fit avaler, à mon insu, une grande tasse de café noir pour le délivrer du mal de tête dont il se plaignait et qui n'était autre chose que la névralgie sus-orbitaire, annonçant le développement d'une irido-choroïdite intense, cause de l'atrophie ultérieure de l'un des yeux opérés.

Quand on enregistre, comme je l'ai fait, toutes les opérations sans distinction de cataractes simples ou compliquées, j'ai la conviction que, quel que soit le procédé d'extraction employé, on ne saurait dépasser, du moins dans la pratique hospitalière, la proportion de 98 % de succès; encore faut-il, pour obtenir un tel résultat, être très-circonspect dans le choix des cataractes opérables et se garder de toucher à celles qui se présentent accompagnées de complications tant soit peu sérieuses. Nous trouvons même le chiffre susindiqué très-beau et peut-être supérieur à celui que donnerait une statistique plus étendue. Ce n'est, en effet, qu'en considérant

(1) C'est par erreur qu'il est inscrit sous le n° 43 dans le tableau donné par M. A. STŒBER.

un très-grand nombre de cas et en s'abstenant de toute
élimination qu'on peut neutraliser l'influence des longues
séries de cas heureux ou malheureux et tirer de la statistique
un rapport numérique suffisamment rapproché du rapport
réel. Si, par exemple, ma statistique de Nancy négligeait le
premier insuccès (Série I, n° 22, pour s'arrêter à Série III,
n° 419), elle accuserait une suite ininterrompue de 50 succès
sans un seul revers.

C. *Acuité visuelle et réfraction des yeux opérés.* — Il nous
reste à dire quelques mots de la manière dont nous mesurons
l'acuité visuelle et la réfraction de nos opérés de cataracte.

L'acuité visuelle V, à partir de la fin de l'année 1874, a
été mesurée au moyen de nôtre *échelle optométrique décimale ;* il en résulte une extrême facilité pour comparer entre
elles les diverses valeurs de V, puisqu'elles sont exprimées
en fractions décimales au lieu de l'être en fractions ordinaires. Il en résulte aussi très-probablement des valeurs
plus exactes que celles qui sont fournies par l'échelle de
SNELLEN ; en tout cas, des valeurs qui offrent toutes le même
degré d'approximation. Dans l'échelle de SNELLEN, il existe,
en effet, entre le n° XX et le n° XXX un intervalle corres-
pondant à $1 - \frac{2}{3} = \frac{1}{3}$ d'acuité visuelle ; de sorte que si l'œil
examiné distingue facilement le n° XXX d'un peu plus loin
que la distance normale de 20 pieds, on est tenté de lui
attribuer le numéro suivant qui donne $\frac{20}{xx} = 1$. Avec mon
échelle, semblable erreur n'est pas à craindre ; V est obtenu
à moins de 0,1 d'unité dans toute l'étendue de l'échelle, et, si
l'œil examiné semble avoir une acuité supérieure à 0,6, nous
ne serons pas tenté de l'élever à 1, car nous pourrons nous
assurer, sans le faire changer de place, si elle est égale à 0,7,
ou 0,8, ou 0,9.

On trouve chez mes opérés des exemples de toutes les valeurs d'acuité visuelle depuis 0,1 et au-dessous jusqu'à 1. Les
cas où V = 1 sont rares, d'abord parce qu'il en est toujours
ainsi, ensuite parce que nous sommes obligé le plus souvent
de procéder à la mensuration de l'acuité visuelle peu de temps
après l'opération et sans corriger l'astigmatisme coexistant.

La majorité des opérés, étant étrangers à la ville, veulent se procurer leurs lunettes avant de quitter la Clinique, afin de n'avoir pas à supporter les frais d'un nouveau voyage. On mesure donc l'acuité visuelle dix, quinze, vingt jours au plus après l'opération. A ce moment-là, la pupille est encore largement dilatée par l'atropine et elle possède rarement la netteté qu'elle acquerra plus tard : des filaments, des débris de matière corticale s'y montrent, la capsule n'est pas encore complétement éclaircie, etc.

On ne corrige pas habituellement l'astigmatisme, pour deux raisons : le défaut, très-prononcé les premiers jours, diminue dans une proportion plus ou moins notable à mesure que la cicatrisation se consolide ; d'autre part, les clients ordinaires des hôpitaux n'ont généralement que faire d'un haut degré d'exactitude dans la correction de l'aphakie, n'ayant pas les moyens d'acquitter le prix des lunettes sphéro-cylindriques et se souciant peu, du moment qu'ils voient assez pour leurs travaux grossiers, d'une augmentation de 0,1 à 0,2 d'acuité visuelle.

Les acuités visuelles inscrites dans les tableaux de la thèse du Dr A. STŒBER sont les acuités *absolues*, telles que les a fournies l'essai des yeux opérés. C'est là une remarque qui peut paraître étrange à première vue ; mais il n'est rien moins qu'inutile de la faire, car je sais de source certaine que quelques opérateurs ont pris l'habitude de remplacer dans leurs statistiques l'acuité absolue, réelle, par l'acuité *relative*. Cette dernière, plus grande que l'acuité absolue, s'obtient en multipliant celle-ci par un certain coefficient expérimental tiré des tables qui donnent l'acuité visuelle moyenne correspondante aux différents âges. Cette manière de procéder serait légitime si le rapport entre la diminution de l'acuité visuelle et l'âge était exactement connu et constant ; mais, dans l'état actuel de la science, je n'y vois qu'un moyen ingénieux de grossir les chiffres, d'ajouter une nouvelle erreur en plus à celle de même sens que détermine déjà l'addition du verre correcteur de l'aphakie, et dont on se garde bien de tenir compte ; de faire croire ainsi à des résultats meilleurs qu'ils ne le sont en réalité. Pour ma part, je n'ai pas cru devoir imiter cette pratique : les acuités visuelles de mes opérés paraissent ainsi moins élevées que celles qui sont données dans d'autres statistiques, mais elles ont l'avantage d'être réelles et non fictives.

Quant à la réfraction, je la mesure, depuis le 1er janvier 1876, au moyen des verres du système métrique, sans tenir compte de la distance du verre à l'œil.

Les valeurs de R ainsi obtenues ont varié de — 2,25 à — 16. Le nombre 2,25 se rapporte à un œil très-myope avant l'opération. La moyenne est à très-peu près — 12, qui correspond à une longueur focale de 83^{mm},33 ; en retranchant près de 17^{mm} pour la distance du verre au centre optique de l'œil, on obtient la longueur 66^{mm},66 qui représente 15 dioptries : tel serait le pouvoir moyen équivalent à l'effet dioptrique du cristallin.

<h2 style="text-align:center">§ IV.</h2>

ACCIDENTS CONCOMITANTS ET CONSÉCUTIFS A L'EXTRACTION
PAR LE PROCÉDÉ QUASI-LINÉAIRE.

Ce n'est pas seulement d'après le résultat final qu'on doit juger un procédé opératoire ; nous avons montré, dans le § II de la deuxième partie, sur quelles bases repose l'appréciation raisonnée du procédé en lui-même, étudié au point de vue géométrique et mécanique. Il faut, en outre, prendre en considération l'influence que le procédé employé exerce sur la production des accidents qui se montrent pendant et après l'opération.

Notre procédé met à l'abri de la suppuration primitive du lambeau ; à cet égard, il ne vaut ni plus ni moins que le procédé de GRÆFE et, en général, que ceux qui ont recours à une section mégalocyclique ou mésocyclique. Quant aux autres accidents consécutifs, iritis, irido-choroïdites, suppuration du corps vitré, cataractes secondaires, etc., on n'a pas encore trouvé le moyen de les écarter entièrement, quel que soit le procédé employé ; le phlegmon oculaire lui-même se montre parfois, heureusement avec une extrême rareté, dans notre procédé, mais il est alors toujours consécutif à l'inflammation de l'iris et de la choroïde ou à celle du corps vitré, jamais à une suppuration primitive du lambeau occasionnée par le défaut de coaptation ; le sphacèle de la cornée suit inévitablement la choroïdite purulente, mais ne la précède jamais. Si le procédé quasi-linéaire est sujet aux mêmes accidents consécutifs que le procédé de Graefe et les meilleurs d'entre ceux qui emploient les sections mégalocycliques ou mésocycliques, du moins semble-t-il en réduire la quantité à sa plus petite valeur.

Il a encore sur l'incision linéaire l'avantage de diminuer la fréquence des accidents concomitants. Nous avons mentionné la plupart de ces accidents quand l'occasion s'en est présentée dans la description du procédé ; nous n'y reviendrons pas ; on les retrouve, d'ailleurs, dans tous les procédés. Mais, il en est un, en particulier, l'écoulement de l'humeur vitrée, que la section quasi-linéaire rend incontestablement moins fréquent, surtout si on a grand soin de vérifier et de rectifier, au besoin, la position du noyau cataracté, avant de chercher à le faire sortir. J'en citerai un autre, encore plus rare et que je regardais presque comme impossible jusqu'au jour où j'en ai été témoin ; je veux parler de l'expulsion spontanée de la cataracte et d'une quantité notable de corps vitré se produisant immédiatement après l'achèvement de l'ouverture de la chambre antérieure. Le cas s'est présenté dans l'automne de 1874, chez une personne très-âgée, Mme G..., de S... s-M. (Vosges) ; l'état du système circulatoire et l'apparition toute récente d'ecchymoses spontanées dans différentes régions du tégument externe m'avaient obligé, au dernier moment, à renoncer à la chloroformisation ; pendant que je procédais à l'ouverture de la chambre antérieure, les muscles de l'œil opéré faisaient de continuels efforts pour mouvoir l'organe en souffrance ; j'étais sur mes gardes ; néanmoins, à l'instant où je terminais la section, un effort d'une énergie excessive entr'ouvrit brusquement la plaie et projeta en l'air, jusqu'à une hauteur d'environ 30 centimètres, la cataracte et une quantité d'humeur vitrée que j'estimai égale au tiers ou au quart de la masse totale contenue dans l'œil. Pareil accident ne m'est arrivé que cette seule fois et doit être considéré comme tout à fait exceptionnel. Je me hâte d'ajouter qu'à part l'inconvénient de retarder la marche de la guérison, il n'a eu aucune suite fâcheuse et n'a pas empêché l'opération de donner un succès de plus.

TROISIÈME PARTIE.

Conclusions.

Je résumerai le contenu du présent travail en posant les conclusions suivantes :

1. L'extraction de la cataracte est un problème de mécanique qui peut recevoir un grand nombre de solutions ; mais toutes ne sont pas également bonnes, et il importe de rechercher quelle est la meilleure.

2. Les données du problème sont de deux ordres, savoir :

a) Les conditions *intrinsèques* (forme, dimensions, nature, disposition des parties qui composent le sphéroïde oculaire) ;

b) Les conditions *extrinsèques* (disposition des parties qui entourent le globe de l'œil).

3. La solution de ce problème comprend deux actes fondamentaux :

a) La création d'une ouverture convenablement disposée pour livrer passage au cristallin opacifié ;

b) La mise en liberté et l'expulsion de la cataracte par le jeu rationnel de forces appropriées.

4. La section de l'enveloppe oculaire présente deux ordres d'éléments à considérer :

a) Les éléments *géométriques* ou de *forme* (longueur, corde, flèche, angle) ;

b) Les éléments *trigonométriques* ou de *position* (*inclinai-*

son, orientation ou *longitude, hauteur* ou *latitude* du sommet).

5. Entre les conditions intrinsèques et extrinsèques du problème, d'une part, et les éléments géométriques et trigonométriques de la section, d'autre part, il existe une corrélation qu'il s'agit de connaître exactement, si on veut que le choix des éléments de la section, au lieu d'être livré au hasard, s'adapte, au contraire, de la manière la plus avantageuse aux conditions considérées et agisse dans le sens le plus favorable au but cherché.

6. De toutes les sections imaginées, les *composées* sont évidemment les moins bonnes; leur condamnation ressort du précepte de CELSE qui nous a fourni notre première épigraphe; elles pèchent, d'ailleurs, contre toutes les règles de la théorie de l'extraction et sont les moins favorables à la coaptation des lèvres de la plaie. Les sections *courbes* offrent les mêmes désavantages, quoiqu'à un moindre degré; SIGWART les a formellement proscrites dans le passage que nous avons reproduit en tête de notre mémoire pour en composer notre seconde épigraphe. Il convient toutefois de faire une réserve pour la section courbe d'Ad. WEBER, qui est d'une nature particulière et forme un groupe à part; cette section a une courbure calculée de manière que les tissus soient divisés obliquement par rapport aux surfaces terminales de la membrane d'enveloppe et que néanmoins l'incision extérieure suive le contour d'un grand cercle. L'idée de réunir ainsi deux conditions qui semblaient, à première vue, devoir s'exclure l'une l'autre, est assurément ingénieuse et séduisante en théorie; mais on a, en définitive, une section qui, en regard des avantages qu'elle doit à l'obliquité de la coupe et à la direction mégalocyclique de son contour extérieur, cumule aussi les inconvénients résultant de la courbure et de la direction même de l'incision. Tout bien considéré, mon avis est qu'en pratique, comme en théorie, la section plane l'emporte sur toutes les autres par ses qualités propres et, en général, par une plus grande facilité d'exécution.

7. Parmi les sections planes, la *mésocyclique* doit être pré-

férée, comme réunissant les avantages des sections mégalo-cycliques et microcycliques, sans en présenter aucun des in-convénients.

8. La section *mésocyclique à sommet inférieur et tangentiel* (section *quasi-linéaire*) me paraît, dans l'état actuel de la science, satisfaire le mieux aux conditions variées et complexes du problème.

9. La section quasi-linéaire met l'opéré à l'abri de la sup-puration du lambeau; elle permet de se passer de l'iridecto-mie dans environ un quart des cas, tout en conservant à l'opérateur la faculté de recourir à cette opération auxiliaire en cas de nécessité.

Telles sont les causes principales de sa supériorité sur l'an-cien lambeau de DAVIEL et sur l'incision linéaire de GRÆFE.

10. Les éléments géométriques de la section et le mode de *déhiscence* de la plaie déterminent la forme, les dimen-sions et la disposition de l'ouverture destinée à la sortie de la cataracte.

L'écartement des lèvres de la plaie peut s'opérer suivant trois modes distincts :

1° Par déhiscence *transversale;*

2° Par déhiscence *rentrante;*

3° Par déhiscence *mixte.*

Le dernier de ces modes est le plus avantageux.

11. Le procédé *quasi-linéaire* est caractérisé par :

a) La forme et la position de la section (section quasi-linéaire);

b) Les instruments employés dans certains temps de l'opé-ration (pince à double fixation, couteau à cataracte, double crochet, etc.);

c) Quelques particularités dans le manuel opératoire, entre autres : la fixation de l'œil, le maintien des paupières, la *déhiscence mixte* de la plaie, et l'emploi éventuel d'un double crochet pour extraire les noyaux cataractés que les manœuvres de pression sont impuissantes à faire sortir sans danger.

12. Ce procédé l'emporte encore sur celui de GRÆFE par la facilité d'exécution dans l'incision de la coque et dans

l'expulsion de la cataracte, par la rareté des accidents con-comitants (notamment l'écoulement de l'humeur vitrée); enfin, par une plus grande latitude laissée à l'opérateur pour proportionner les dimensions de la plaie à celles de la cata-racte.

13. Les procédés qui placent le sommet du lambeau dans les zones intérieures ou moyennes de la cornée, offrent trois inconvénients principaux :

a) Le mécanisme suivant lequel s'opère l'expulsion du noyau cataracté est compliqué, difficile; il exige la luxation préalable du cristallin et favorise la sortie du corps vitré; — les diffi-cultés sont encore plus grandes pour extraire les accompa-gnements de la cataracte;

b) L'iridectomie est impraticable;

c) L'enclavement de l'iris dans les angles de la plaie est très-fréquent.

Le procédé quasi-linéaire, exempt de tels inconvénients, est préférable.

14. Il y a avantage à chloroformer les opérés de cataracte toutes les fois qu'on peut confier cette opération auxiliaire à un aide expérimenté et sûr; dans le cas contraire, il vaut mieux s'abstenir de l'emploi du chloroforme.

15. Le pansement des opérés de cataracte a pour but :

a) D'assurer le repos et l'immobilité de l'organe;

b) De mettre l'œil opéré à l'abri des causes de refroidisse-ment et de maintenir autour de la plaie une température favorable à la cicatrisation.

On ne doit pas négliger les mesures propres à garantir les opérés des atteintes de la *douche murale descendante*.

16. L'expérience confirme les appréciations théoriques. Les extractions de cataracte faites au moyen du procédé quasi-linéaire donnent d'excellents résultats. La proportion des succès est au moins égale à celle que fournissent les statistiques véridiques et complètes les plus favorables.

Le relevé des 45 premières opérations faites à la clinique ophthalmologique de Strasbourg n'accuse que 1 insuccès, d'où résulte une proportion de 97,888 ou près de 98 % de succès.

Sur 67 opérations pratiquées exclusivement sur des malades indigents, à la Clinique de Nancy, dans de mauvaises conditions hygiéniques et enregistrées dans leur ordre naturel, sans interruption ni omissions, la proportion des succès a été de 97 %; elle serait d'au moins 99 % si on éliminait les cataractes compliquées dont l'opération a échoué.

Le succès le plus remarquable se rapporte à un opéré par extraction *simple*, guéri dans l'espace de 6 jours avec intégrité et netteté parfaite de la pupille.

17. Lés opérations pratiquées dans les hôpitaux, c'est-à-dire sur des indigents et des prolétaires, ne sauraient fournir, quel que soit le procédé employé, plus de 98 % de succès. Les auteurs qui annoncent des rapports plus favorables, 99 et même 100 % n'obtiennent de si brillants résultats que fictivement, soit en faisant usage de statistiques *expurgées*, dont ils ont éliminé les extractions de cataractes compliquées qui ont échoué, soit en opérant sur un nombre d'observations beaucoup trop restreint et qui coïncide accidentellement avec une longue série de cas heureux.

18. L'acuité visuelle des opérés de cataracte, mesurée au moyen de l'*échelle optométrique décimale*, est exprimée en fraction décimale, avec une approximation constante et uniforme de 0,1, qu'on peut porter, si on le désire, à 0,01.

Toutes les valeurs de V, depuis 0 jusqu'à 1, se rencontrent chez les opérés de cataracte; la moyenne est d'environ 0,5; la valeur égale à 1 est rare, surtout quand l'acuité est mesurée peu de temps après l'opération et que l'astigmatisme concomitant n'est pas corrigé.

La substitution de l'acuité *relative* à l'acuité *réelle* constitue une pratique vicieuse et abusive, sans valeur scientifique et sans autre utilité que celle d'exagérer les résultats d'une manière fictive.

19. La présence de l'albumine dans l'urine des opérés de cataracte exerce une influence défavorable sur la marche de la cicatrisation et peut donner naissance à des accidents plus ou moins graves.

20. La section adoptée par M. DE WECKER ne différant de

la nôtre que par l'absence d'inclinaison sur le plan de l'iris,
ce qui la fait rentrer dans l'espèce *microcyclique*, doit évidemment donner des résultats voisins de ceux qui nous sont
propres. Je n'en parle ici que pour lui assigner son rang
chronologique : le procédé de M. DE WECKER a été publié
en 1875 ; c'est par erreur que je lui ai attribué la date de
1872 dans la légende placée au-dessous du dessin qui représente la section. On a vu que le procédé quasi-linéaire remonte à 1866 et qu'une description sommaire en a été donnée dès l'année suivante, en 1867.

En formulant la dernière des conclusions précédentes, j'ai
voulu prévenir une erreur d'appréciation qui a déjà été com-
mise à mon préjudice et qu'il m'importe de redresser avant
qu'elle ait pris racine. Dans un compte rendu du travail de
mon frère, le Dr A. STŒBER, sur le *procédé quasi-linéaire*,
un savant confrère de Paris terminait son analyse en disant
que mon procédé « ressemble beaucoup au nouveau procédé
de M. DE WECKER ». Il y a, dans l'énoncé de cette proposition,
le germe d'une double erreur : quand on compare deux actes,
deux faits non contemporains, il est d'usage de comparer le
plus récent au plus ancien ; à cet égard, on se fût exprimé
plus correctement, si, renversant l'ordre des termes, on avait
dit que *le nouveau procédé de M. WECKER ressemble beaucoup au procédé quasi-linéaire.*

Quant à la ressemblance entre les deux procédés, je me
garderais bien de la nier ; j'éprouverais, au contraire, la plus
vive satisfaction à voir un maître aussi distingué que M. DE
WECKER adopter un procédé opératoire que j'aurais choisi
de mon côté. Mais la ressemblance n'est pas aussi grande
qu'elle le paraît à un examen superficiel ; je crois avoir suffisamment insisté sur les caractères différentiels des deux sections : d'un côté, une section parallèle au plan de l'iris, et,
par conséquent *microcyclique* ; de l'autre, une section *mésocyclique,* faisant avec ce même plan un angle qui n'est guère

inférieur à la moitié de l'inclinaison de la section de GRÆFE ; — les deux sections appartiennent donc à deux espèces différentes. Quant à la différence d'orientation, supérieure chez M. DE WECKER, inférieure dans mon procédé, elle n'a, il est vrai, qu'une importance secondaire.

L'inclinaison de ma section sur celle de M. DE WECKER, bien qu'atteignant une valeur qui varie entre 8 et 11 degrés en moyenne, ne se traduit sur le vivant, ou sur un dessin de grandeur naturelle, que par un déplacement des angles de la section de 1 millimètre à $1^{mm},5$ en arrière. Ce déplacement est peu apparent ; il n'en modifie pas moins, dans une proportion sensible, les conditions mécaniques de l'expulsion de la cataracte et de la coaptabilité des lèvres de la plaie. Il ne faut pas oublier, en effet, qu'à une longueur de 1 millimètre mesurée à la surface d'une sphère de 12 millimètres de rayon, correspond un angle de près de 5 degrés ; or, une différence de 5 degrés dans l'inclinaison de la section n'est point une quantité qu'on puisse négliger. On voit que des sections, fort semblables en apparence, peuvent néanmoins posséder des propriétés mécaniques notablement différentes ; on doit aussi en conclure que l'opérateur ne saurait mettre trop de précision dans l'exécution d'une section quelconque, sous peine de remplacer, sans le vouloir, un procédé par un autre, ou de modifier celui qu'il croit employer.

TABLE DES MATIÈRES

Nancy, Imprimerie Berger-Levrault et Cⁱᵉ.

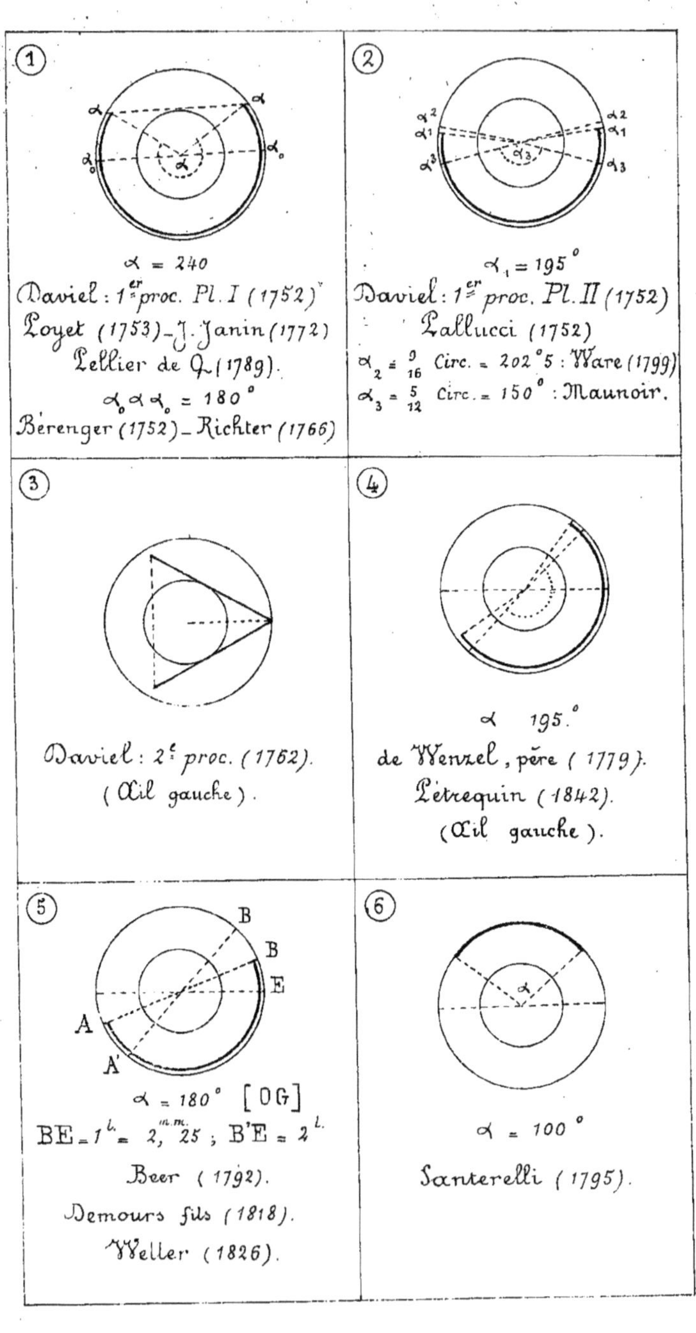

1
α = 240
Daviel : 1er proc. Pl. I (1752)
Poyet (1753) – J. Janin (1772)
Pellier de Q. (1789).
α₀ α α₀ = 180°
Bérenger (1752) – Richter (1766)

2
α₁ = 195°
Daviel : 1er proc. Pl. II (1752)
Pallucci (1752)
α₂ = 9/16 Circ. = 202°5 : Ware (1799)
α₃ = 5/12 Circ. = 150° : Maunoir.

3
Daviel : 2e proc. (1752).
(Œil gauche).

4
α 195.°
de Wenzel, père (1779).
Pétrequin (1842).
(Œil gauche).

5
α = 180° [OG]
BE = 1ᴸ = 2ᵐᵐ,25 ; B'E = 2ᴸ
Beer (1792).
Demours fils (1818).
Weller (1826).

6
α = 100°
Santerelli (1795).

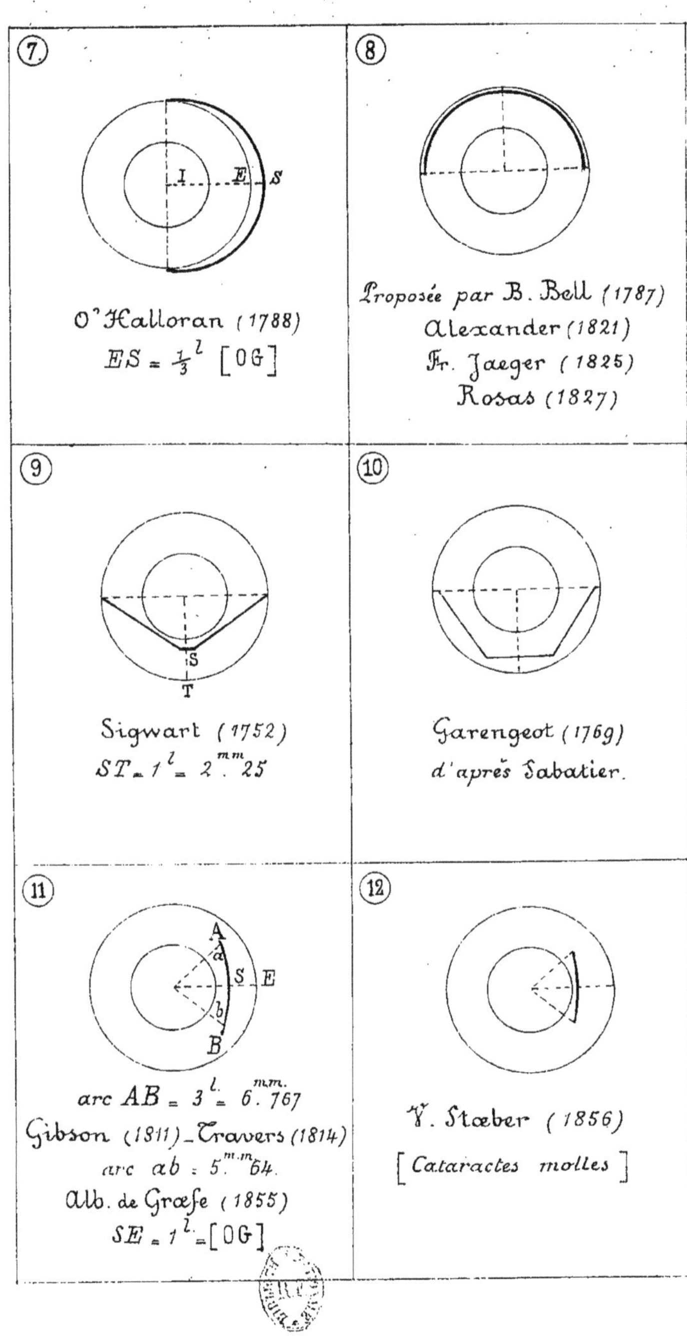

7
I E S
O'Halloran (1788)
ES = ⅓ᶫ [OG]
8
Proposée par B. Bell (1787)
Alexander (1821)
Fr. Jaeger (1825)
Rosas (1827)
9
S
T
Sigwart (1752)
ST = 1ᶫ = 2ᵐᵐ25
10
Garengeot (1769)
d'après Sabatier.
11
A
a
S E
b
B
arc AB = 3ᶫ = 6ᵐᵐ767
Gibson (1811) _ Travers (1814)
arc ab = 5ᵐᵐ64.
Alb. de Græfe (1855)
SE = 1ᶫ = [OG]
12
V. Stæber (1856)
[Cataractes molles]

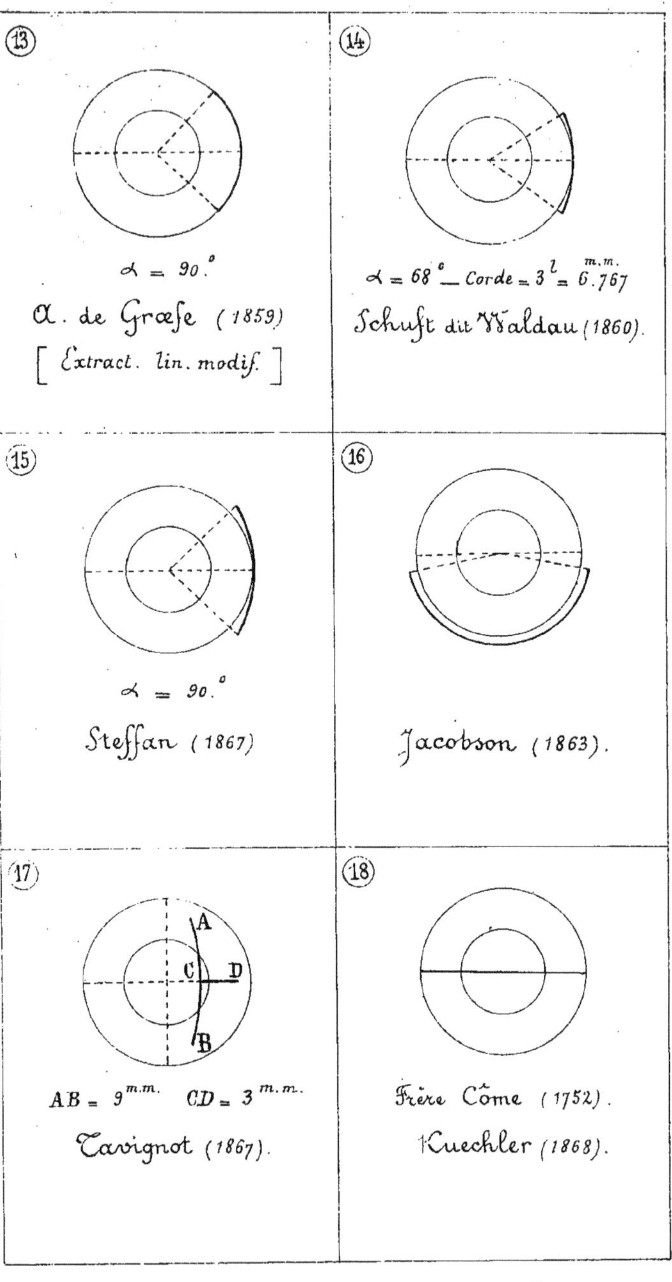

13
α = 90.°
A. de Græfe (1859)
[Extract. lin. modif.]
14
α = 68° — Corde = 3^l = 6.767 m.m.
Schuft dit Waldau (1860).
15
α = 90.°
Steffan (1867)
16
Jacobson (1863).
17
A
C D
B
AB = 9 m.m.   CD = 3 m.m.
Tavignot (1867).
18
Frère Côme (1752).
Kuechler (1868).

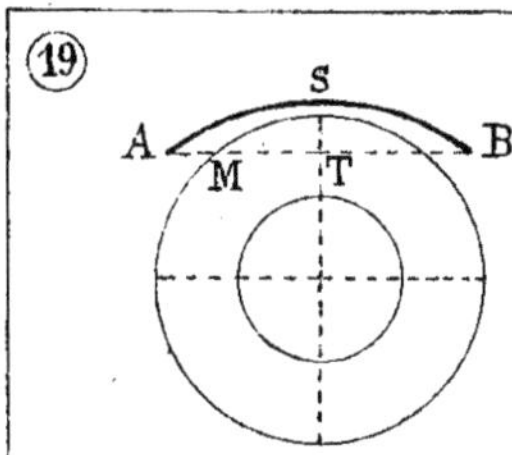

$$ST = AM = \tfrac{2}{3}\,l = 1^{m.m}5.$$

α. de Græfe (1865)

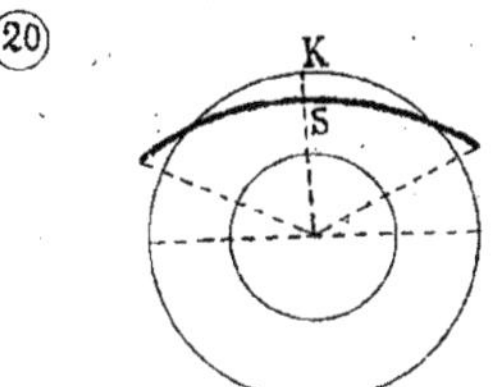

$$\alpha = 127° \_\_ KS = 1^{m.m}.$$

. Critchett (1865).

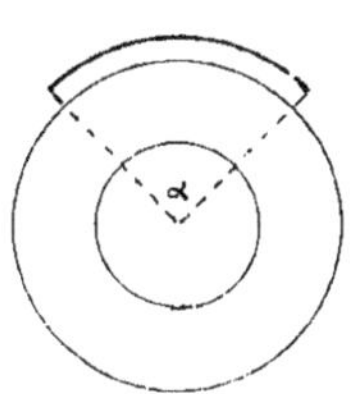

$$\alpha = 90°$$

Bowmann (1865)

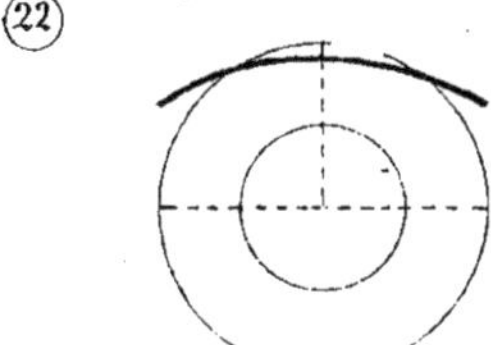

Noyes (1867).

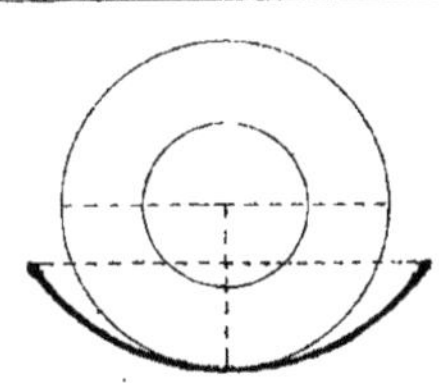

Monoyer (1867).

[Extract. quasi - linéaire]

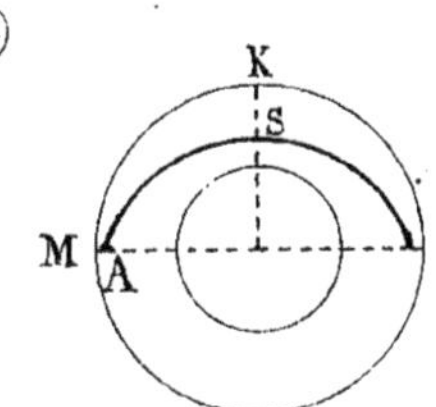

$$KS = 2^{m.m}\text{ à } 2^{m.m}5 \_\_ AM = 0.5$$

de Lucé (1868)

[Extr. semi - elliptique]

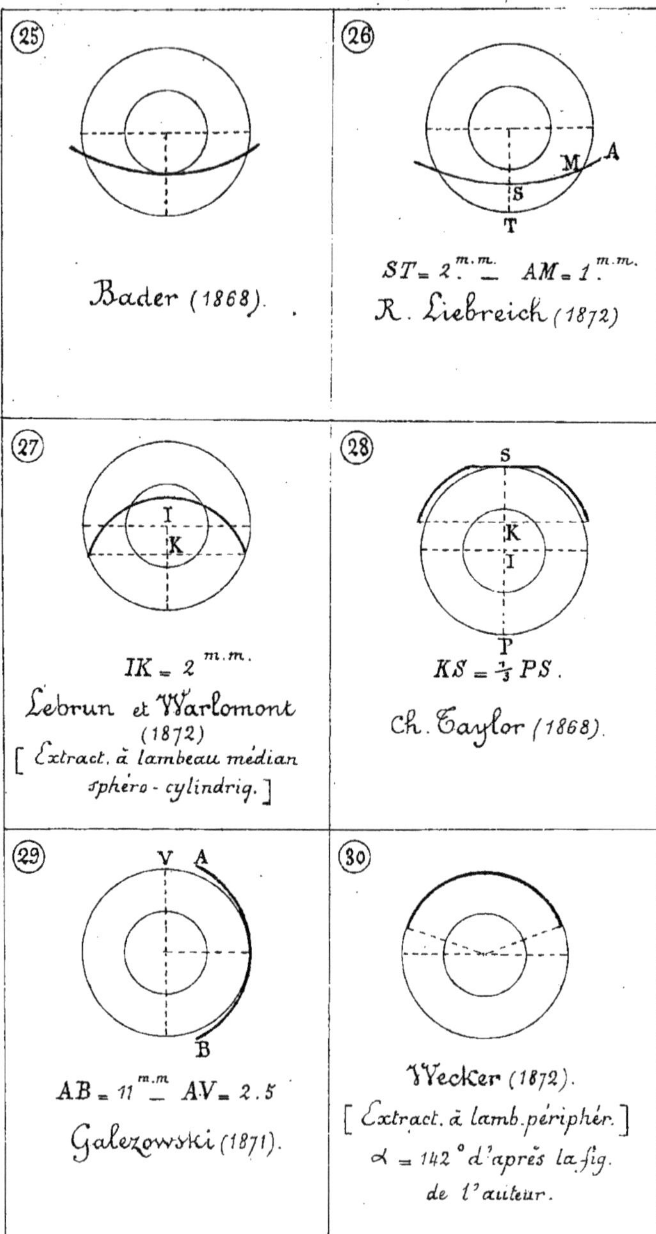

25
Bader (1868).
26
M
A
S
T
$ST = 2^{m.m.}$ $AM = 1^{m.m.}$
R. Liebreich (1872)
27
I
K
$IK = 2^{m.m.}$
Lebrun et Warlomont
(1872)
[Extract. à lambeau médian
sphéro - cylindriq.]
28
S
K
I
P
$KS = \frac{1}{3} PS$.
Ch. Taylor (1868).
29
V A
B
$AB = 11^{m.m.}$ $AV = 2.5$
Galezowski (1871).
30
Wecker (1872).
[Extract. à lamb. périphér.]
$\alpha = 142^{\circ}$ d'après la fig.
de l'auteur.

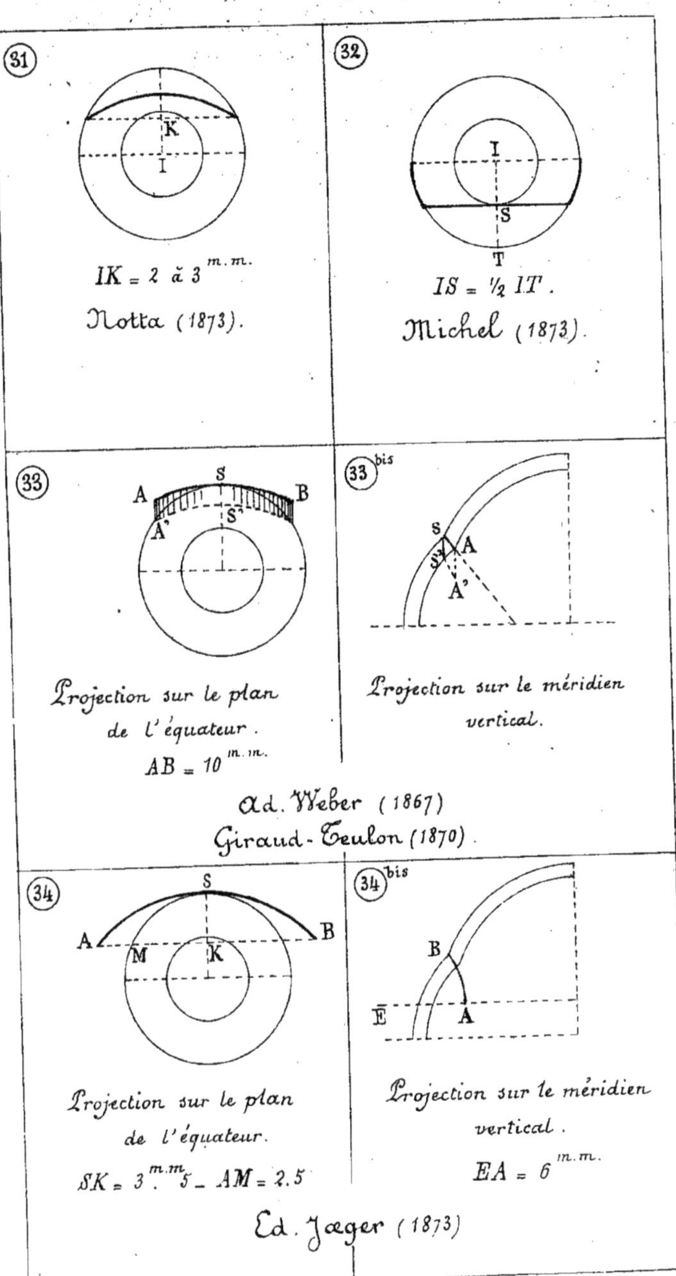

IK = 2 à 3 ^{m.m.}

Notta (1873).

IS = ½ IT.

Michel (1873).

Projection sur le plan
de l'équateur.
AB = 10 ^{m.m.}

Projection sur le méridien
vertical.

Ad. Weber (1867)
Giraud-Teulon (1870).

Projection sur le plan
de l'équateur.
SK = 3 ^{m.m.} 5 - AM = 2.5

Projection sur le méridien
vertical.
EA = 6 ^{m.m.}

Ed. Jæger (1873)

ÉCHELLE OPTOMÉTRIQUE DÉCIMALE

Du Dr MONOYER

Établie pour la distance de 5 mètres et donnant l'acuité de la vue V
en *dixièmes d'unité.*

En vente :

A Paris . . . { Chez CRÉTÉS, opticien, rue de Rennes, 66.
           — ROULOT, id. quai des Orfèvres.

A Nancy . . . { Chez BERGER-LEVRAULT et Cie, éditeurs, rue Jean-Lamour, 11.
           — GRAND, opticien, rue Saint-Dizier.

A Lyon . . . Chez FASSE, opticien, rue de l'Hôtel-de-Ville.

OPHTHALMOSCOPE FERMANT

Du Dr MONOYER

Chez ROULOT, opticien, quai des Orfèvres, à Paris.

OPHTHALMOSCOPE A TROIS OBSERVATEURS

BI-PRISME A DOUBLE ET TRIPLE EFFET

Pour découvrir la simulation de l'amaurose unilatérale.

Lunettes de couleur à volets mobiles.

Chez FASSE, opticien, rue de l'Hôtel-de-Ville, à Lyon.

Nancy. — Imp. Berger-Levrault et Cie.